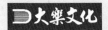

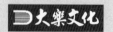

大樂文化

中醫院長教你
筋骨痠痛
治療地圖

26 個醫案與處方，
讓你可以選擇不吃止痛藥、不開刀，就排除所有疼痛！

侯耀華醫師——著

Part 1 　如何解除「工作」積累的筋骨痠痛？ 20

Part 2

如何消除「居家生活」常見的損傷？ 96

引言 日常的錯誤姿勢與正確作法 98

Part 3

如何排除「運動」會引發的痠痛？ 138

推薦序

想遠離筋骨痠痛，就從閱讀本書開始！

風澤中醫體系總院長
中西醫師　　　　陳冠仁

　　與侯耀華院長相識已17年。侯院長對於中醫的執著與熱情是有目共睹的，雖已獲得許多患者的高評價，但對於各式精進課程還是不願放過，尋訪專家名師只為讓能力更上一層樓，得以處理各種難治疾患，讓患者有更高品質的治療，這樣的精神令我十分佩服。

　　風澤中醫體系以提供高品質、可近性高、醫學中心級的中醫服務為職志，這些年專注於桃園在地的中醫醫療服務，每年服務逾40萬人次。風澤體系蘆山風澤中醫診所的侯耀華院長，是風澤中醫體系的傷科大將，總把提供患者更優質的治療當成終身職志。

　　侯院長平素診務繁忙，但為了讓民眾可以更清楚知道自身問題與解法，也為了嘉惠中醫後進，奉獻出寶貴的休息時間，著書著作。如此精神，令人敬佩！

　　侯院長專精中醫傷科的各式治療。中醫傷科治療的方法包羅萬象，中藥、針灸、推拿手法、拔罐、放血、氣

功、導引、八段錦、太極拳等等。然而，要把治療效果發揮到最佳的前提，就是要對各式疾病的形成原因與受傷的位置要十分清楚。

《中醫院長教你筋骨痠痛治療地圖》這本書，是侯院長對於多年來求診病患容易遇到的問題，依工作型態、居家生活勞動、各式運動所造成的傷病原因，將中醫治療方式與自我保健方式整理成冊。詳盡豐富的說明，一定會讓讀者有滿滿收穫！

風澤中醫的同道，多已累積豐富的看診經驗。期待體系內的資深醫師，都向侯院長看齊，將自己多年的診療經驗與平素養生保健之道著書成冊，分享給更多對中醫有興趣的民眾。讓中醫的美好，散播到所有需要的地方！

前言

瞭解自己有哪些受傷與痠痛風險，預先治療

這是我出版的第一本書，主要目的是嘗試解決遇到的問題。

有一天從事雜誌編輯工作的病人問我：「侯醫師，你要不要出書？手上有沒有好的主題？」當下不知道怎麼回答，但過了半天，突然腦中就湧上來一些想法：每天來我診所的患者各行各業都有，遇到的問題大多與他們的工作有關，如果他們知道自己的職業會有哪些受傷風險，就能夠趁早預先治療，不必拖到最後問題難以解決了，才求醫問診。

我的病人裡有一半是來看傷科問題，難以掌握的往往是治療以外的因果關係：久坐與肩頸痠痛的關係、保母工作和手臂的關係、爬山與膝蓋的關係等。如果要解決這些問題，衛教觀念比治療本身還重要。若要在不可改變的行為裡找到一個能應變的空間，那前提就是知彼知己；本書的內容定位就在於此。

這也是一本淺白介紹並整理中醫傷科的書。在現今使用大量醫療器材的時代，中醫傷科顯得有點格格不入，但能用簡單的方法解決問題，恰是它繼續存在的理由。

特別感謝盧文瑞醫師，書中大多數的思考與方法皆來自於盧醫師。也謝謝李科宏醫師、潘達學長，以及許多傷科的前輩。還要感謝我的傷科病人們，他們分享了很多事情和經歷，真正實用的知識其實是從治療每個人的過程與最終解決方法裡，一點一滴累積出來。

出版這本書原有更大的企圖，但內容終究無法涵蓋所有的族群和病症，刪減之後的26篇已是箇中精華，都是門診最常遇到的問題。希望無論您是自己或家人有相關問題，或者您自己就是治療者，在閱讀中都能夠有所收穫。

最後，謝謝編輯群。在進入正題之前，我們先從對於中醫傷科大家最容易有的疑惑談起。

中醫傷科常被問到的五個問題

Q1：書上常常提到的筋膜是什麼？

近代筋膜學概念大致來自於《解剖列車》這本書。書末，作者將其概念與中醫經絡做一個對比，結果相當相似。之後，就逐漸變成復健科與中醫傷科解釋治療方式上的顯學。

但筋膜是什麼？仍因治療者而有所出入。

　　筋膜可以歸納為一些肌肉和軟組織的合稱，有的人認為整體深層淺層的肌肉、組織都算是筋膜，就像地表的板塊。但一部分的人說筋膜是極其淺層的，它僅僅在皮下，輕輕撥動皮膚就可以調整到它。

　　此外，也有一些聲音說筋膜是無形的。它包覆著全身，氣血有所波動的時候，便可以感受到它的存在。

　　不同的理論源自於不同成功的治療經驗。但筋膜的重點意義，是脫離傳統上治療傷科問題時以肌肉為單位的方式，改以該部位神經、經絡或運動系統為單位，作為整體處理。

　　舉個例子，某人在扭開蓋子的時候拉傷了頸部，傳統直觀可能僅僅處理被拉傷的頸部，但實際上從旋轉蓋子的手指、手腕，都有可能發生「筋膜」的扭轉滑移，脖子痛或是更平常的手指痛只是一個結果。

　　扭轉滑移的部位若沒有復原，則疼痛處無法完全徹底緩解。或在得到治療後又因特定姿勢復發，抑或發生疼痛轉移他處的結果。所以在中醫傷科或復健科，常可以看到同時治療好幾塊肌肉或部位，而不是只處理患者當下感到疼痛的地方。

Q2：發炎、痠痛我應該冰敷還是熱敷？

　　冰敷或熱敷的功能一般有兩個：

一、藉著控制血流以控制發炎反應。發炎是由血液大量聚集而發生的紅腫熱痛，透過溫度可以加快或是減慢血液的流量和速度，達到緩減或是加速發炎反應的效果。

二、止痛。可以透過減低發炎反應而止痛，也可透過溫度對皮膚的刺激而麻痺痛覺。

所以，當患部因發炎而產生急性期紅腫熱痛時，加以冰敷可抑制激烈的發炎反應，並且鎮痛。要注意冰敷的時間最多持續數小時到半天，之後就不要冰敷了。傷處的復原都需要血液提供養分及代謝，發炎反應即是身體在自我修復的過程，過度冰敷抑制就會影響預後，增加後續復健的時程。

至於熱敷則適用於慢性期，尤其是久傷冰冷麻痺，傷處亟需血流時，若能藉由熱敷引起血流，就可以增加修復速度，突破麻木、痠痛、虛弱的僵滯狀態。像是睡前泡腳防止抽筋，也是熱敷的運用。但須注意過度熱敷也可能引發疼痛發炎。

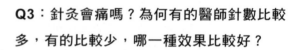

Q3：針灸會痛嗎？為何有的醫師針數比較多，有的比較少，哪一種效果比較好？

幾乎每個病人第一次針灸前都會問這個問題：針灸會痛嗎？其實不管怎麼回答，答案都

是安慰性質；針刺在皮肉之上當然是會痛的，但是針灸用的針很細，疼痛很輕微，多半是酸脹的感覺，我們稱作針感，有針感才有療效。

這種輕微的痛覺與注射針筒針刺的疼痛是不同的。有病人說：每次來針都很痛，可是不針回去（傷處）更痛，所以還是要來針。

中醫傷科的治療手段有：針灸、推拿、拔罐、敷貼、包紮、用藥等等。其中針灸因為有迅速、便利、省力、有效等優點，是主要治療手段，但隨著操作者的不同差異也很大。

有些醫師擅長評估受傷病機，為將整個系統相關的肌肉、穴位都處理一番，就需要使用較多的針數以處理較大的範圍。有些醫師則重在針法，他下的一針給予的感覺相當強烈，所以不需大量的針刺，僅處理關鍵的數個穴位即可。有的醫師重點在推拿手法，針灸只是解決手法無法處理的部分，使用的針數也就不會多，取穴也常常不在一般的穴位上。還有循時針灸的子午流注針法、僅僅淺刺表層的淺筋膜針法等等。其實重在使用者而不在何種方法，多樣化醫療的特色其實是中醫的好處。

但若傷處範圍較廣、牽扯部位較多、拖延時間較久的狀況，都會使用比較大量的針，譬如針中風患者，動輒三～四十針，亦有上百針的。初起的手腕扭傷約五～六針，初起的腰痛在十五針以內。

此外，「針」和「灸」是兩種治療方式。針就是針刺，灸則是艾灸，使用灸的部位，可以得到比熱敷更有效益的加溫。對於不適合針刺的狀況，就可以用艾灸處理。傳統認為「針為瀉」而「灸為補」，各有其用處，醫師兩者皆會採用，「針灸」非指下針而已。

Q4：我受傷有哪些東西可以吃和不能吃：

中醫門診常會跟有痠痛問題的患者說避免吃到糯米、香蕉、竹筍等食物，糯米不要吃一般解釋是難以消化，脾胃虛弱就會讓筋骨更容易痠痛難癒。

其實主要是經驗法則，有太多人表示他們吃完粽子、湯圓後都會感到痠痛加甚，或舊傷新痛，所以不要吃。香蕉、竹筍也是類似的經驗法則，但不一定適用於每個人。

比較有根據的說法是：如果是急性期組織發炎狀態，一些容易引身體發炎的食物就應該避免，譬如穀酒、紅肉補品、辛辣製品、過量甜食等，是中西醫看法相同的部分。

實際上，食物都是使用過量才會造成不平衡。譬如香蕉，跟芭樂、芒果、無花果一樣，是最能夠緩解缺鉀缺鈣抽筋症狀的健康飲食，尤其適合沒有腎臟問題的老年人。急性發炎可以多食用各種蔬果，尤其十字花科、小白菜、蘆筍、葡萄、漿果類（藍莓、草莓）、瓜果類、柑橘類水果和水。

　　慢性發炎如退化性關節炎需補充維生素C、Omega-3等營養素，適合食用薑科植物（生薑、薑黃）、南瓜、洋蔥、肉桂、底層食物鏈魚類及各式堅果等。

　　骨質疏鬆要多曬太陽多活動，並補充高鈣、鐵的飲食：波菜、芹菜、紅鳳菜、白蘿蔔、無花果、木瓜、芭樂、奇異果、芝麻等等。

　　此外，有運動的人比較能吃高熱量飲食，不會造成負擔，而運動員如何食用蛋白質飲食是一個專業課題。

Q5：常有親友說腎臟不好才會腰痛？這是怎麼一回事？

　　大家在說的腎臟，是指解剖學上的腎臟，僅有泌尿及部分內分泌功能，與筋骨問題的腰痛是沒有相關的。但確實有幾種下背痛與腎臟相關，最常發生的是腎盂腎炎，那是尿路發炎的一種，腎臟接尿道的地方發炎了，疼痛的地方，就約在腎臟所在的位置：脊椎兩側，第十一、十二肋骨之下，摸到骨盆要再上去一個手掌的位置。

　　腎盂腎炎的疼痛會很劇烈，可能還會有發燒或是尿尿時觸發疼痛的狀況。此外，比較大顆的結石卡在腎臟出口或是輸尿管，也有可能發生腰痛，但機會很低，其次是腎臟腫瘤壓迫，就幾乎沒有遇過。

　　其實肌肉和內臟的痛，深淺位置差異甚大，淺層的痛

都是肌肉的疼痛，很好區別。

中醫的五臟學說裡的腎臟不好，確實容易發生腰痠痛，是所謂「腎虛」體質，可能整個下半身都虛冷，平時體力也差，骨瘦磷峋，或疲勞，或年長力衰，或先天發育不良。疼痛的特色是痠軟痛，對應使用中醫的補腎藥如杜仲、桑寄生、茱萸、地黃等藥物做治療。

NOTE

常見筋骨痠痛人體全覽地圖

顳顎關節炎：咬硬物、講話、疲勞、跌倒
（節數：2-3）

落枕：電腦工作、輪班工作、打電話、練
小提琴（節數：1-2）

肩夾擠症候群：老師、操作員、舉手、負
重（節數：1-3）

肩關節（半）脫位：物流、木工、水電、
手機滑鼠使用（節數：1-4）

胸肋挫傷：跌撞傷、籃球、美式足球（節
數：2-5）

網球肘：廚師、裁縫、掃地拖地、小提琴
（節數：1-5）

腹斜肌扭傷：負重工作、重訓、仰臥起坐
（節數：3-6）

腱鞘囊腫：操作員、收銀員、手工、鍵盤
手（節數：1-8）

媽媽手：抱小孩、廚事、清掃、維修（節
數：2-1）

板機指：家事、裁縫、按摩師、射擊運動
節數（1-8）

髂脛束發炎：長跑、爬山、足球（節數：
3-2）

膝關節退化：爬山、騎車、跑步、跌倒、
年老退化（節數：3-3）

膝關節扭傷：跌倒、舞蹈、爬山、跑步、
打球（節數：3-3、3-10）

抽筋：短跑、游泳、跳高、跳遠、疲勞
（節數：3-5）

腳踝扭傷：跑步、跌倒、籃球、折返跑、
舞蹈（節數：2-4、3-9）

足弓塌陷：跌倒、舞蹈、長跑（節數：
3-10）

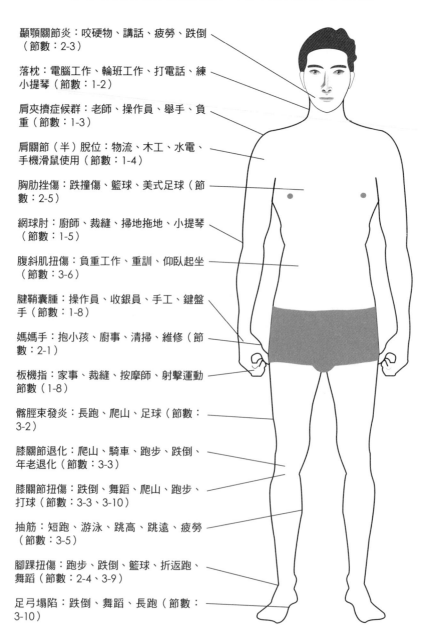

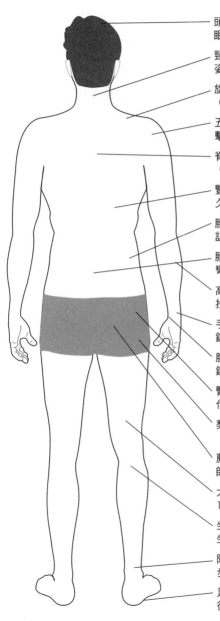

頭痛：久坐、辦公室工作、輪班工作、睡眠問題（節數：1-1、1-2）

頸椎過直／退化：低頭族、電腦工作、躺姿看書、練彈鋼琴（節數：2-2）

旋轉肌損傷：投球、舉手工作、搬運工作（節數：3-8）

五十肩：操作員、家庭主婦、廚事、撞擊、久傷不癒（節數：1-3）

脊椎側彎：舞蹈、久坐、久站、躺著做事（節數：3-10）

豎脊肌痠痛：上班族、文字編輯、工人、久坐、久站（節數：1-1、1-9）

腰方肌扭傷：負重工作、彎腰工作、重訓、久站（節數：3-6）

腰椎退化（骨刺）：農夫、漁夫、礦工、彎腰工作（節數：1-10）

高爾夫球肘：保母、看護、出國提行李、投手（節數：1-6）

手腕尺側扭傷：服務生、手工、空服員、鍵盤手（節數：1-7）

腕隧道症候群：按摩師、理髮師、手工、鍵盤手（節數：1-8）

臀中肌發炎：久坐、走路、跌倒、彎腰工作（節數：3-4）

梨狀肌發炎：久坐、騎車、撞擊、體操（節數：3-4）

薦髂關節錯位：地勤、店員、警衛、護理師、久站節數（1-9）

大腿扭傷：司機、久坐、長跑（節數：1-11）

坐骨神經痛：司機、辦公室工作、沙發久坐、年老退化（節數：1-11）

阿基里斯腱損傷：籃球、跑步、跳躍、徒步旅行、折返跑（節數：3-7、3-9）

足底筋膜炎：走路、久站、長跑、籃球、徒步旅行（節數：3-1）

如何解除「工作」積累的筋骨痠痛？

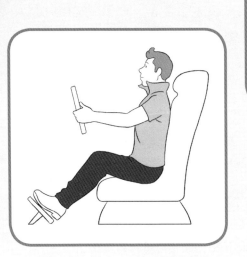

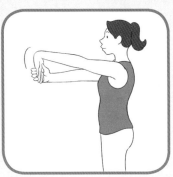

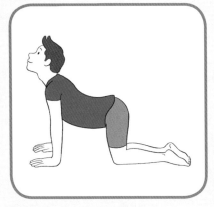

引言

職業傷害的症狀與治療

　　職業傷害大致可以分為直接受傷型和勞損型。直接受傷常發生在勞力型的傳統產業，如農人、木工、建築、礦工等，容易發生直接扭挫傷、撞擊、壓迫等。

　　但實際來傷科看診的，更多的是勞損性質的損傷。久坐的工作容易損傷肩頸腰部，久站的工作容易傷害腰部腿部，正手操作影響尺側手臂，反手操作影響橈側手臂等，但都不是絕對。譬如近年新興的物流產業，受傷的部位可以很全面多樣，端看個人習慣。

　　各行各業都有容易受傷的理由，如果能夠歸納解答這些問題，就能趁早預防同行容易發生的傷害，出現在自己身上，已經發生的損傷知道如何照顧，也較容易痊癒。本篇主旨即為各種常見職業傷害做出整理。

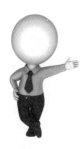

1-1 辦公室工作的久坐問題

職業：文字工作者、司機、學生

症狀：疲勞、頭痛、肩頸痛、腰痛

> 于小姐是個上班族，來門診調養身體已久，她的症狀主要圍繞：疲勞、睡不好、頭痛、腰痛、代謝慢、自律神經失調等等，嚴重時還會出現血壓飆高，胸悶，膏肓痛。這些問題，是否有些共同因素？

從醫案來分析，唯一能讓于小姐疲勞的可能來源是工作。她說：因為工作性質需要久坐，通常上下午需各連續在螢幕前坐上4個小時，中間沒有中斷，有時晚上還要加班，尤其到專案期限前會格外緊繃。這樣的工作內容，勢必會帶來不小的壓力，造成血壓高、睡不好、消化不良，久了面部肢體似有水腫，以及不能放鬆或不能專注的神經失調症狀。而疲勞、頭痛、腰痛這些症狀，又把重心指向更上游的問題——久坐。

久坐對於頸椎、腰椎不利，自然頭痛、腰痛，加在一起不就是疲勞的感覺。可是于小姐是坐著又不是站著，怎麼會累？坐著不就是要休息嗎？

圖 1-1A 脊椎側向圖

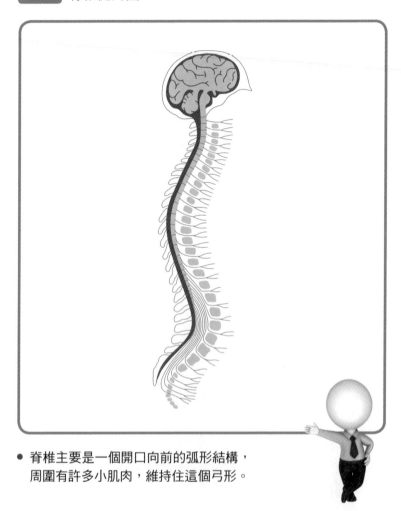

- 脊椎主要是一個開口向前的弧形結構，
  周圍有許多小肌肉，維持住這個弓形。

圖 1-1B 脊椎背向圖

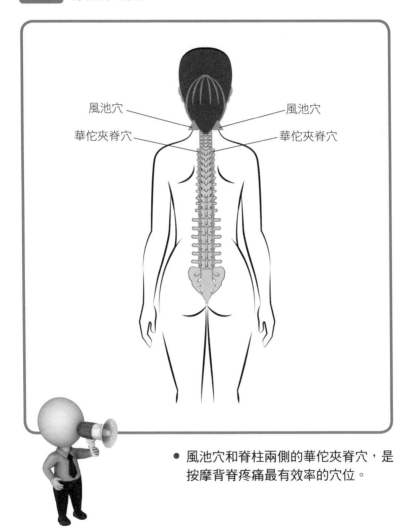

風池穴　　　　　　　　　　　風池穴

華佗夾脊穴　　　　　　　　　華佗夾脊穴

● 風池穴和脊柱兩側的華佗夾脊穴,是按摩背脊疼痛最有效率的穴位。

「坐著工作」和「坐著休息」差別在哪？

其實上班族都知道答案，讓坐姿變成一種壓力源頭的原因，就是「趨前」。脊椎主要是一個開口向前的弧形結構，周圍有許多小肌肉維持住這個弓形。如果是向後仰，周圍肌肉是被動伸展可以短暫放鬆的；如果是向前低頭彎腰，那脊椎兩側的肌肉必須發力收縮以讓弓弧角度加大，是勉強而容易疲勞的。

于小姐因為每日都要坐著工作且專注看著螢幕，使身體不自覺趨前，長期下來容易造成頸椎、腰椎等部位出現結構性的問題，即使短期也讓頸部周遭的肌肉緊繃、覺得疲勞。

外層的肌肉緊繃使得脖子、上背硬梆梆難以伸展；深層的肌肉損傷則會使頸部不能順利旋轉，久了極限仰頭會變得難以達成。部分肌肉會壓迫從中穿出的神經，造成頸源性的頭痛；緊繃無法放鬆的狀態，血壓也變得容易升高，血壓一高，更多的症狀也隨之而來。

脊椎受傷足以燎原全身

頸部與肩膀相連接，也會影響附近的肌群。若出現胸悶呼吸不暢的狀況，有可能是因為胸大肌太緊而發生的；第四胸椎周圍疼痛即所謂的「膏肓痛」，則可能是小圓

肌、後鋸肌疲勞引發的問題。都是于小姐會有的症狀。

頸部之外，腰背部為脊椎兩側的小肌肉即豎脊肌也會容易發生疲勞，腰椎的壓迫，也可能產生下半身的症狀，像是腸胃問題、婦科問題以及下肢神經痛。

因此，針對于小姐的醫案，除了針灸、用藥以外，囑託于小姐改善現有的工作姿勢及環境，變成是否可以根治各種症狀的關鍵。而比較輕鬆不容易疲勞的坐姿，及一把符合需求的椅子，可以扮演很重要的角色。

一把好椅子＋正確坐姿，就能輕鬆分攤壓力

一把能久坐的椅子，至少需符合三個條件：

1. 要有椅背、 最好頸部也能有依靠。

2. 腰部要有支撐或加墊。椅背和腰部的包覆可以把上半身的壓力給分攤掉，不會加注在脊椎上。

3. 椅子的高度要能讓人坐著時腳能夠碰觸地面。一來也是分攤重量，再來使腳不會懸空擺盪傷害骨盆，最重要的是這樣才能防止頸部不經意趨前。

另外，于小姐應該調整桌椅相對高度，使螢幕、鍵盤滑鼠在頭部及腕部正前方，使背部和脖子即使在後仰靠椅背的姿勢下，也能進行工作。（見圖1-1C）

圖 1-1C 正確的坐姿與椅子

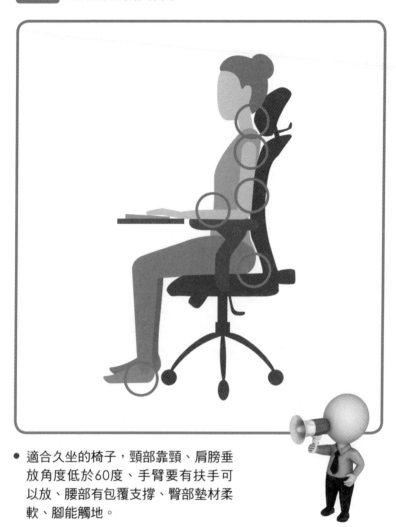

- 適合久坐的椅子，頸部靠頸、肩膀垂放角度低於60度、手臂要有扶手可以放、腰部有包覆支撐、臀部墊材柔軟、腳能觸地。

　　另外，建議每坐著工作1小時，最好能夠起身做「擴胸伸展運動」：

擴胸運動「徹底版本」

● **步驟1**：將兩手向前合掌、深呼吸，吸飽之後將氣慢慢吐出，手臂也開始向兩側水平張開，慢慢向後。

圖 1-1D　擴胸伸展運動（一循環是30秒）

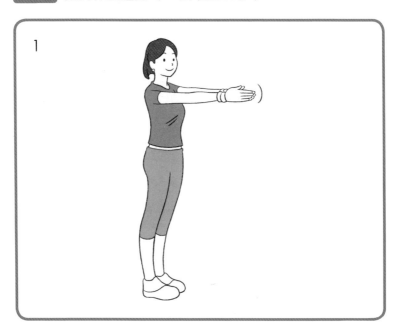

● **步驟2**：頸部放鬆、慢慢向後仰。將氣吐光後會感受到全身放鬆，同時呈現最大手臂翼展以及最大後仰姿勢。如此便完成1次擴胸運動。時間大約20～30秒左右。

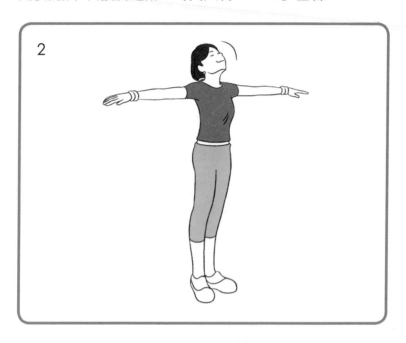

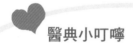
醫典小叮嚀

常配中藥：加味逍遙散、柴胡疏肝湯

針對疲勞或是疲勞延伸的痠痛處理，中醫會開立疏肝的方劑，主要作用即是放鬆神經，放鬆肌肉。

1-2 電話客服的落枕問題

職業：電腦工作者、低頭族、輪班工作者
症狀：落枕、胸廓出口症候群

> 王小姐的本職工作是負責管理銀行帳目，但接電話也是她日常工作內容的一部分，每天跟客戶通電話的時間常常超過4小時。她脖子痛的症狀，據診斷應該是落枕，奇怪的是，王小姐的睡眠品質一直很不錯，睡眠時間也夠充足，怎麼可能會落枕？

　　從醫案來分析，王小姐雖然睡眠足夠，但白天坐著工作的時間太久，而且因為接電話必須保持歪頭的姿勢，使得她右側的胸索乳突肌持續的出力，造成右邊脖子特別痛，低頭、仰頭、頭轉左邊都受限，處於幾乎動彈不得的狀態，右邊的肩膀也看起來比較高。這就是胸索乳突肌受傷，俗稱落枕。

胸索乳突肌就是頭部的避震器

　　胸索乳突肌（見圖1-2A）是聯結胸骨、鎖骨、和耳

圖 1-2A 胸索乳突肌的聯結肌肉

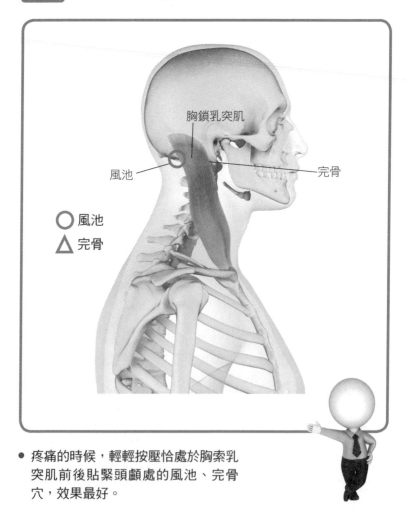

胸鎖乳突肌

風池

完骨

◯ 風池

△ 完骨

- 疼痛的時候,輕輕按壓恰處於胸索乳
  突肌前後貼緊頭顱處的風池、完骨
  穴,效果最好。

後顳骨乳突部位（即完骨穴）的肌肉。它的起始點在胸骨柄以及鎖骨上，終止點在耳後的乳突，頸部的活動包括轉頭、傾頭、低頭、極限仰頭等動作，都由它控制。它可影響肋骨運動，配合小腦及中耳的平衡中樞，讓人的頭部保持在合適的姿勢位置，好像幫頭部安裝一台避震器，能安穩執行各種工作還有肢體語言。

經過白天身體趨前及低頭工作，胸索乳突肌持續作用而進入疲勞狀態，如果晚上也沒有睡好，等於超過24小時沒有讓它休息，自然就會出現落枕症狀了。所以，所謂落枕未必真的睡一睡從枕頭上掉下來才算，而是白天因素佔70%，睡眠品質佔30%。

除了接電話歪頭、電腦族低頭、辦公室久坐之外，小學生中午趴在桌上午睡的姿勢，或開飛機、貨車的長途駕駛司機等需耗時數小時的專注、仰賴胸索乳突來控制頸部的穩定，也常是落枕的顧客群。

落枕令人「頭痛」

胸鎖乳突肌底下有兩條頸部神經分支，前一條攀升到太陽穴，終止於兩側眉梢；後一條則繼續從後頸上升到顳後。當胸鎖乳突肌緊繃、壓迫向前走的神經時，會使得太陽穴疼痛，眉稜骨也跟著脹痛。疼痛感通常來自單側，但這是因肌肉緊繃造成的頸源性頭痛，並非俗稱的偏頭痛。

若是後腦杓也痛起來，則可能是延伸到顳部的那條分支被壓迫所致

此外，因胸索乳突肌也延伸到胸骨部位，若過於緊繃時也會導致鎖骨、第一和二條肋骨附近變得比較緊，產生缺盆痛、胸悶、咽喉異物感等一般因為心臟或肺部有異狀才會出現的毛病。像是背部的斜方肌、深層的豎脊肌群，以及頸椎本身，也都可能是落枕時發生問題的部位。

放鬆就是最好的保養

上節說到：胸索乳突肌幾乎參與跟頸部有關的所有動作。但仍有一個可以讓它稍微放鬆的姿勢區間，那就是輕輕地抬頭。例如：聽音樂、做森林浴，或者在枕頭上睡好覺時，閉眼、輕微仰頭放鬆。記住不要用力仰頭，一但極限仰頭時，它又會開始收縮。

當不能躺下來睡覺的時候，深呼吸（有助於放鬆）再做個輕輕仰頭的擴胸運動，依然是最好的選擇。

若太陽穴、眉稜、後腦的頭痛已經產生時，也可以稍稍將頭旋轉到不會疼痛的那一側，然後輕輕地左右平移按揉痛側的胸索乳突肌（但不要向下壓），尤其是其上的完骨、風池穴，也可以使用按摩球或網球等柔軟緩衝的器具，按摩這塊容易受傷肌肉。（見圖1-2 B）

　　若頸部不能旋轉、不能仰頭、整隻手臂麻木等無法由自己解決的症狀，可能已影響及頸椎，建議求診，經過對頸椎的檢查後處理。

胸索乳突肌按摩

圖 1-2B　按摩球按摩胸索乳突肌，10～15分鐘

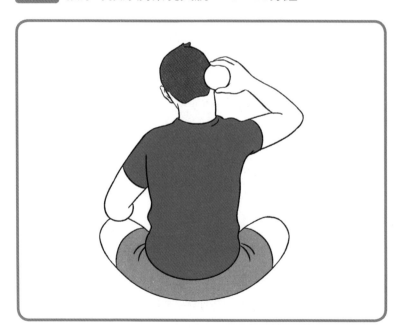

- 輕輕將頭旋轉到不會疼痛的那一側。
- 利用按摩球或網球等柔軟緩衝的器具，順肌肉平移輕輕地按揉痛側的胸索乳突肌，但不要向下壓，可取胸索乳突肌前後的完骨、風池兩穴效率更佳。

表2-1　最常見的幾類頭痛

頭痛	部位	原因與特徵	簡易解法
頸源性頭痛型態一（太陽頭痛）	後腦部位痛	神經被肌肉或頸椎壓迫，頸部僵硬或排列不自然。感冒也會發生的輕度疼痛。	放鬆頸部肌肉，以正確姿勢作息。
頸源性頭痛型態二（陽明頭痛、少陽頭痛）	太陽穴或眉稜痛，可能單邊或是雙側一起		
顛頂痛（厥陰頭痛）	頭頂痛	過度疲勞，或伴隨乾嘔、眩暈。	完整的休息。
偏頭痛	可以繞頭一圈，也可能單側。	必定是劇烈頭痛，因緊張、壓力，或特定焦慮因素引發。常伴隨失眠、目眩等症狀。	放鬆，完全休息，放鬆頸部會有些許幫助。反覆發作應尋求進一步檢查。

醫典小叮嚀

胸廓出口症候群

胸鎖乳突肌的底下深層處尚有三條斜角肌，由頸部通往手臂的重要神經血管就是從斜角肌圍成的縫裡出來，一旦這些肌肉發炎腫脹，壓迫到這些神經或血管，造成在舉手姿勢時肩膀、手臂痛或麻的症狀，這就是「胸廓出口症候群」。

1-3 老師的肩膀問題

職業：操作員、搬運工、負重工作者
症狀：肩夾擠症候群、五十肩

> 診所附近有一間國小和一所國中，有一陣子常有老師來診所看肩膀痛，陳小姐就是其中一位。據她說，只要寫板書，她的肩膀就很痛，後來連舉手都有困難，讓她每一到上課時間就很煎熬。
>
> 第一次治療的時候，陳老師就問：「我是不是得了五十肩？」

讓老師深受其擾的肩膀問題

當老師很容易損傷肩膀，因為要寫板書，長時間舉手過肩的機會就很高，不過只要手還能舉得起來就還不是五十肩。從陳老師的醫案來分析，這個時期最常發生的問題可能是韌帶發炎，主要症狀是動作僵硬、困難，特定姿勢會疼痛。

韌帶發炎的類型很多，而比較典型的是這篇要說的「肩夾擠症候群」。所謂的五十肩（也就是發生組織沾黏

而不能動彈），發生的機率要高出很多。

肩膀是手臂的引擎，但偶爾也會卡住

　　幾乎所有手臂做出的動作都與肩部有所關聯，或使力，或提托，或作為支點。手臂最有力量的肌肉（肱二頭肌）沾附於肩關節，因肩關節主宰上肢的運動，故承受傷害的機會也最高。手臂上舉過肩的動作，需要頸部、肩胛骨、上臂等深深淺淺處的肌群偕同動作，其中相對重要的肌肉，是三角肌及棘上肌。

　　三角肌包覆整個肩關節，強大深厚，不容易受傷，負責舉手的起始動作，並保護底下各有司長的肌肉及韌帶；棘上肌瘦小的多，負責肩膀上舉超過60度以後的舉手動作，它聯接頸部與肱骨頭，與肱骨頭連接處有很多韌帶，並連帶將肩胛棘的末梢「肩峰」包覆。（見圖1-3A）

　　這個肩峰附近的肌肉、肌腱、滑液囊等組織，即是最容易因上舉姿勢而被肩胛骨和肱骨頭「夾傷」的部位，稱作「肩峰下夾擠症候群」。

　　所以，陳老師的肩膀在特定角度或上舉姿勢到一定高度後，便會發生疼痛（影響棘上肌），嚴重時，只要手臂出力便會覺得不適（影響肱二頭肌）。她所患的肩夾擠症候群，是臨床上初始而普遍的肩部受傷症候，偏向亞急性發炎。

圖 1-3A 肩峰及其周圍肌肉、滑液囊。

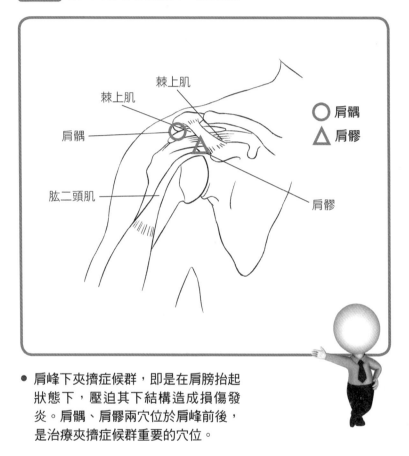

- 肩峰下夾擠症候群，即是在肩膀抬起狀態下，壓迫其下結構造成損傷發炎。肩髃、肩髎兩穴位於肩峰前後，是治療夾擠症候群重要的穴位。

　　臨床治療上，只要掌握消炎，休養數週數月內可以康復，若患的是五十肩，治療就需要數月至數年的時間。

形成五十肩的重點，在於發生沾黏

什麼是五十肩？五十肩在國外稱作 Frozen shoulder（冰凍肩）。它產生的機率與年齡並無相關，任何人只要因肩部撞擊、扭傷、勞損等因素，都可能發生。主要是因肩關節發生嚴重或反覆的發炎反應，大量的組織液將周圍軟組織沾附在一起，也就是外科醫生常常掛在嘴邊的「沾黏」。因需積年累月，所以五十肩才比較容易發生在中高年齡層，也才俗稱做五十肩。

被黏住的肌肉或關節不能自由動彈，因此症狀除了疼痛之外，還會讓肩關節有嚴重或輕微的動作受限。前舉、側舉、背伸、內收等動作，是評估損傷範圍及程度的必要測試。若陳老師的問題是五十肩，那她將無法讓手完成上舉動作，也不再能寫板書，甚至會影響日常刷牙、穿衣等行為。

五十肩的發生，除非是強烈撞擊的外傷，否則大多是因勞損，也就是久傷日積月累後才漸漸發生。陳老師所患的肩夾擠症候群，可能就是肇始病因之一。

休息是最好的防護

肩關節不像頸部、腰部或下半身必須時時支撐身體重量，僅有手臂產生動作時，才會開始運轉產生張力，因此

做事疲勞時，適時放鬆手臂是很有效的預防。

坐著時可將手臂靠在高度適當的扶手上，工作時的鍵盤滑鼠位置不宜高到需要舉肩90度才能使用。舉肩過60度的動作不能過久，躺在床上看書或使用手機，都會讓肩膀呈現高舉姿勢，對頸椎也不利，應該避免。

科技的走向應該是越來越合乎人體工學，儘管手機被發明出來，多了許多舉肩機會，但傳統板書也有電腦投影替代了，主講者揮動雷射筆的姿勢甚至不需要舉肩。

不出門在家，也可這樣伸展、復健肩膀

已經發生問題的肩膀，若屬於急性期（劇烈疼痛、發熱、腫脹），仍不建議活動，配合門診如何消炎、復位才是正確處理。

進入慢性期，則可以在指導下做一些簡單的復健動作，例如：

（1）懸臂動作：前臂做旋轉及小幅擺盪，帶動肩關節紓壓。可用趴姿。（見圖1-3B）

此外，也可以善用按摩球和滾輪，局部輕壓按摩。

（2）五十肩則可以將手臂屈肘90度舉起（但舉臂不過60度），前臂在外展、內收兩種角度角度下做旋轉，帶開沾黏的肩關節，使其慢慢鬆解。（見圖1-3C）

肩夾擠症候群復健運動

圖 1-3B 懸臂牽引動作，5～10分鐘

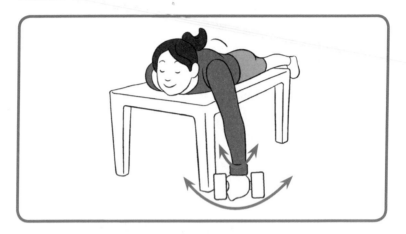

● 前臂旋轉及小幅擺盪，帶動肩關節抒壓。

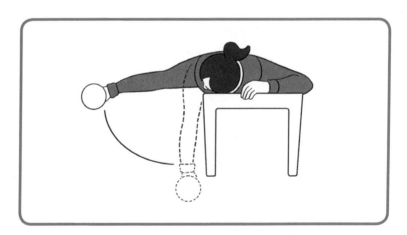

● 水平外展。

五十肩復健動作

圖 1-3C 五十肩肩關節鬆解動作，10～15分鐘

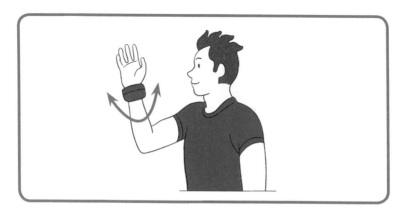

● 手肘屈曲90度，外展旋轉手腕帶動肩膀肌肉鬆解。

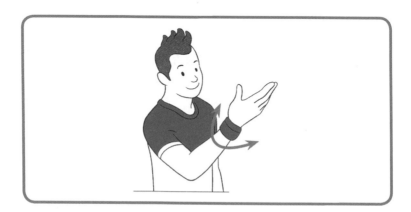

● 內收旋轉手腕，帶動肩部肌肉鬆解沾黏。

　　另外，常見的復健動作，如背伸扭毛巾或爬牆，則建議在後期，較可以舉肩時再開始進行。

醫典小叮嚀

對應於西藥的消炎藥，中藥有所謂的活血化瘀藥，對於治療發炎甚至是沾黏都有作用，最常用的就是桃仁、紅花。

1-4　物流的肩關節錯位

職業：搬運工、木工、水電工
症狀：肩關節錯位

> 謝先生從事物流工作，因肩膀疼痛前來診所看
> 診。據他說自己一直覺得肩膀麻木、不能完全使力，
> 但照過X光後，檢驗師卻告訴他沒有問題。從外觀看
> 起來，謝先生的肩膀確實沒有紅腫熱痛，但謝先生就
> 是痛到無法工作，究竟發生什麼問題？

從大力水手講起

自從大力水手出現之後，人們就有默契地以肱二頭
肌來表達強壯、力量的形象。那為何是肱二頭肌？其他負
重常用的肌肉都不行嗎？ 這點，我們要先提到正手出力
的動作。

一切正手負重的動作都是這樣形成的：由手指、前臂
的肌肉負責抓握的動作，以手肘或肩膀當作支點，手臂當
作力臂，做出抬升的動作。

無論是以手肘或肩膀當支點，這個抬升的動作都是由

肱二頭肌作用完成的。後續不管有無用到背、腰部的力量，所有重量都必須經過肱二頭肌。（見圖1-4A）

　　肱二頭肌起始點短頭在肩胛骨，長頭在肱骨盂上結節，它以肩關節作為支點透過肘關節來收縮前臂，使手臂能夠將物體舉起。能夠舉起的重量，端看肱二頭肌的強度，換句話說，有多強大的肱二頭肌，你（妳）的力量就有多強大。

圖 1-4A 肱二頭肌、肱骨頭以及穴位

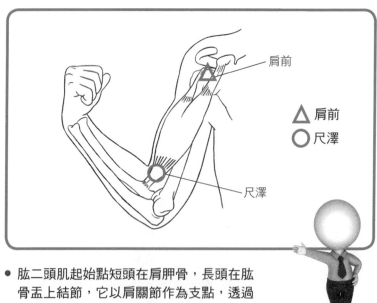

肩前

△ 肩前
○ 尺澤

尺澤

- 肱二頭肌起始點短頭在肩胛骨，長頭在肱骨盂上結節，它以肩關節作為支點，透過肘關節來收縮前臂，使手臂能舉起物體。
- 肩前和尺澤穴差不多位於肱二頭肌的起始點和終止點，是治療或按摩重要的穴位。

　　所以，所有因出力引發的問題多半跟這條肌肉相關。回過頭來看謝先生的問題：他的工作右手臂力線，從掌部沿著內肘連接二頭肌至肩前處，檢查這一段，果然發現許多緊繃處及肌肉不平整（筋結），而且右邊肩膀外觀其實與左側有所差異，顯得高度比較低，比較向前突起，摸上去有兩條可以游離彈跳的不平整筋膜結構。

　　這其實就是謝先生的問題，是肩關節半脫位。

肩關節的弱點在前面

　　肩關節在手臂操作型的工作上，是一個支點，在負重工作上是一道關卡。肩關節的後方，由肩胛骨、肩胛棘、鎖骨，及數層厚重的肌肉韌帶所包覆，穩重牢靠，前方相對的保護則很小，僅有一層韌帶及三角肌，因此脫位幾乎發生在前方。

　　嚴重的脫位，一般發生在周圍肌肉無力的中風病人身上，結果會導致肱骨頭沒有被韌帶包覆，而裸露在肩胛骨下方，手臂與身體呈現脫離狀態不能作用。

　　一般健康的人 不會有這種狀況，但遇到受力過重或肌肉韌帶已然因疲勞而無力時，也會暫時性的發生脫位，但這種脫位，通常可以由肌肉自主收縮重整，由身體自己把肱骨頭抓回去復原。

　　問題是，當肩關節如同玩具被強行拆解再重新按上

圖 1-4B 肩關節脫位圖

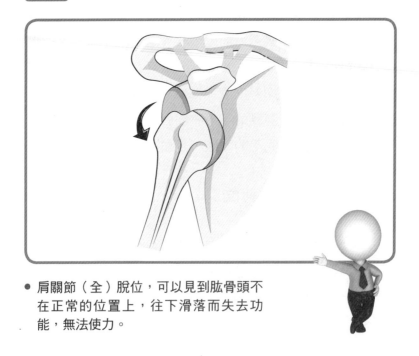

- 肩關節（全）脫位，可以見到肱骨頭不
  在正常的位置上，往下滑落而失去功
  能，無法使力。

時，周圍的結構已然鬆脫或有發炎、筋結，就像謝先生的
情況。檢查他兩邊肩膀前方的觸感，會發現鬆緊度已有所
不同，雖然他的脫位在瞬間被復原，骨頭位移不大，一般
影像學X光檢查看不太出來，但筋膜軟組織之間已經產生
錯位。

　　這種狀況或可稱為「半脫位」。因肩關節的鬆脫，造
成上臂、前臂肌肉失去牢靠的支點，收縮能力受限，　手
臂不好使力，疼痛也會從肩關節前方傳到肘部、腕部，最

多可到食指與中指之間。

疲勞勿硬撐，否則更容易受傷

　　手臂的負重能力有限，且常會因疲勞而變小。儘管經過專業訓練的負重人員不容易受傷，但處於疲勞的狀態下，任何人都會讓受傷的風險大幅提高。因此，當感覺無法提起重物，就應該改用別的姿勢或工具。

　　因負重造成的肩關節或腰部扭挫傷很常見，若更嚴重，可能發生前臂或上臂的骨折。手臂受傷發生的脫位，很難由自己調正需要他人輔助。

　　根據謝先生的醫案來分析，復位方法是將肩關節再牽拉出關節腔，徹底重整周圍韌帶後，再旋轉從側邊置入。

　　復位，是治療的第1步，鬆緩並訓練肩關節周圍的肌肉則是第2步。

醫典小叮嚀

習慣性肩關節脫位發生在中風病人身上，與肩膀分離的手臂無法做任何事，即使復健後肌肉力量開始有一些復甦，也會因為脫位而無法運用。
因此，復健工作前給予中風病患肩關節復位很重要。
有一位患者肩關節復位後，可以輕鬆持拿手機，讓她非常開心。

肩關節伸展

圖 1-4C　肩關節伸展運動（一圈30秒）

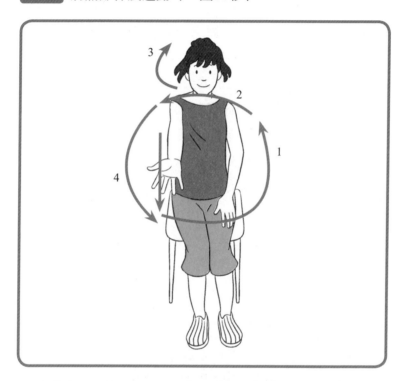

1. 手臂伸直，掌心朝上，向對側肩膀方向內旋，慢慢深吸一口
   氣。
2. 向對側伸展至極限後回縮從頸部前方劃過。
3. 將頸部盡可能向後仰，最大化手臂可伸展空間。開始吐息，放
   鬆胸廓。
4. 向外側展開至最底，完成一圈約30秒。

　　可自行將手臂前舉、掌心朝上，向內向對側肩膀方向內收，並配合深呼吸。當手掌外側從頸部劃過時，可稍微向後仰使內收動作範圍更大，再從肩前向外劃出，動作越慢越好，配合吐息，簡單的1圈可以做30秒以上。

醫典小叮嚀

肌肉無力或萎縮的時候，會配合中藥補氣藥偕同治療，使肌肉能加速恢復力量。常配中藥如當歸、黃耆。

1-5 廚師的橈側手臂

職業：縫紉工、清潔工、小提琴手

症狀：網球肘

> 　　壯碩的李先生是餐廳廚師，求診時，說他的手肘已經痛很多年了，而且痛到無法繼續工作。在使用刀具時，他的手腕會痛，手肘外側的一塊骨頭那裡更是痛到極點，甚至手指、肩膀也都會感到疼痛。

等一下，什麼叫橈側、尺側？

　　手掌、手臂會旋轉，若要描述為內側或外側通常都會有些困擾，因此，臨床上我們分別叫做橈側和尺側。手的前臂由兩條骨頭構成，靠近拇指那一側叫做橈骨，臨床上我們就叫它橈側，小指那一側叫做尺骨，因此稱作尺側。使用手背的肌肉或者說掌心朝下出力，我們稱作反手出力；相對手掌心朝上，像舉啞鈴或是抬重物叫做正手出力。

　　所以，較需要反手出力的動作，像提取物品、敲擊、細部操作，或像李先生那樣使用刀具的職業，就容易傷到

橈側肌群；像對正手出力：抬升物品、端提、控制性質的職業就容易傷到尺側肌群。

圖 1-5A 手臂背側結構圖

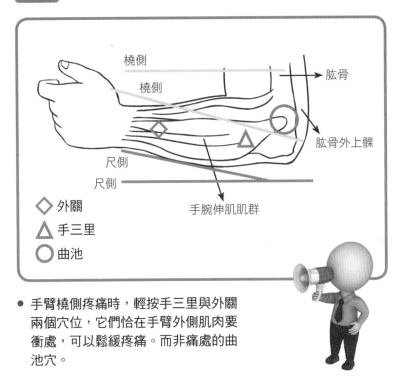

橈側
橈側
肱骨
肱骨外上髁
尺側
尺側
手腕伸肌肌群
◇ 外關
△ 手三里
○ 曲池

● 手臂橈側疼痛時，輕按手三里與外關兩個穴位，它們恰在手臂外側肌肉要衝處，可以鬆緩疼痛。而非痛處的曲池穴。

網球肘：最常見的手肘橈側受損

這一篇，我們將先講橈側。

手肘橈側受傷，一般中醫傷科的第一印象會想到網球

肘。網球肘的正式名稱是「肱骨外上髁炎」。彎曲手臂時最外側突起的部位，就是肱骨連結橈骨的部位，中醫曲池穴附近，沾附許多伸指肌腱，底下穿出掌控前臂外側的橈神經，是最重要、也最容易發生問題的前臂橈側樞紐。

網球選手使用反手拍機會大，較容易發生該部位受傷，因而得名，但實際會來看網球肘的，大多是像李先生這樣的工作者。

一般反手出力使手肘外側的肌群受傷的情況，大多數都是連帶的而少有獨立，根據李先生的醫案，因為他日常切菜的動作必須以拇指按住刀柄，並使用腕關節支持指掌，做出敲擊動作，所以，他的腕部尺側或者拇指基部的肌腱，也容易發生問題，若需有舉肩動作或者需要手肘以上的部位協同動作，則可以影響到肩膀。

前篇所說的肩關節半脫位，也是會常伴隨手肘發生問題需要關注的點。所以在處理前臂問題時，除了正在發炎疼痛的手肘肌腱，手腕、前臂骨頭排列、肩膀位置甚至頸部，都是觀察的重點。

求診者最普遍的狀況是以手肘痛為主訴就醫，然而疼痛部位延伸到前臂外側，旋轉手腕特定角度也會發生疼痛，循著痛點至肩膀，肩膀前方有許多按壓痛點及筋結，便是很典型的手臂橈側綜合症狀。

前臂肌肉容易受傷，訓練及按摩務必小心

如前篇所提，涉及發炎性問題最好的預防及復健辦法還是休息。發生發炎反應，是一種肌肉使用過度的警示，因此，非工作時間盡量避免使用反手出力的消耗。

對已經發生疼痛的，居家可以使用膏藥消炎止痛並保持靜態休息。除此之外，平時可以沿著肌肉生長的方向，用輕撥的方式解除表層筋膜產生的張力。

切記，前臂肌群都是比較單薄的肌肉，不宜用力按壓或以重量強制訓練，用力按壓痛處（如李先生的曲池穴）反而會有反效果，最好可以使用滾筒、軟球之類的道具協助按壓復健。（見下頁圖1-5B）

手肘鬆緩按摩

圖 1-5B 鬆緩橈側手肘，利用按摩球按摩5分鐘

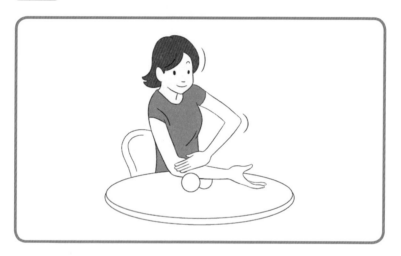

● 掌心朝上，手臂外側放在球上前後移動前臂。

醫典小叮嚀

射箭運動：

● 射箭運動大概是最不容易受傷的運動，但真要受傷手臂橈側就首當其衝。

● 發生的原因最多是訓練疲勞，橈側手臂之外，因為舉肩動作，肩關節發炎甚至是冰凍肩，都是可能的易發損傷。

1-6 保母的尺側手臂

職業：看護、行李搬運員、棒球投手
症狀：高爾夫球肘

> 張阿姨是一位保母，社區的媽媽都很喜歡找她帶小孩。她來看診時，說自己因為手肘內側還有肩頸的疼痛，困擾已久。
>
> 蔡小姐則是長期照顧自己中風的母親。這天，她帶媽媽來復健時，表示自己也想治療。蔡小姐的症狀跟張阿姨一樣，她說：抱媽媽上床這個姿勢，讓她手肘內側還有肩頸很痛，但不得不去做。

保母、看護的痛

現在雙薪家庭很多，很多家庭照顧小孩都找保母。張阿姨說：她最多曾經一次照顧三個小小孩，光現在手上需要抱的小朋友就有兩個，一個一歲、一個兩歲。

她表示：前臂的肌肉痛得很厲害，手腕尺側關節處也有一個痛點，觸摸肩膀棘上肌、三角肌也都很緊繃。

最令她不舒服的，還是手肘內側突起來的那個點，每

次屈伸手臂都疼痛難耐，抱小朋友時，痛到幾乎要沒有知覺，但又不能放著小孩子哭不管。

手前臂尺側的肌肉，作用在使手腕內縮、手指握緊、手臂前旋（使手掌向下）等動作。一般正手出力、握取、抬升或需要肱二頭肌作用時的動作，都會倚仗前臂尺側肌肉。（見圖1-6A）

所以，張阿姨需要正手抱起小孩的保母工作、蔡小姐需要將媽媽扶持上床的看護工作、旅行提拉行李，或是將行李提起投入機艙置物架的動作，以及棒球投手、外野手投擲手臂旋前動作、高爾夫球正手揮桿、保齡球甩球出手等，都有可能讓這一塊肌肉群受傷。

而且像張阿姨的醫案，症狀發生可能會連帶影響手腕以及肩膀。

高爾夫球肘

一般正手寫字打字不太需要費勁，僅影響手指，頂多手腕不舒服，力氣大一點的工作需要上臂肌肉發力，便會影響手肘了。

同網球肘的狀況，手肘尺側同樣有一個隆起結構作肱股內上髁，其上有四條肌腱。

工作即是手腕內縮、手指握緊、手臂前旋的動作，過度吃力造成肌腱受傷發炎，就會有手肘內側局部疼痛的症

圖 1-6A 手臂內側結構圖

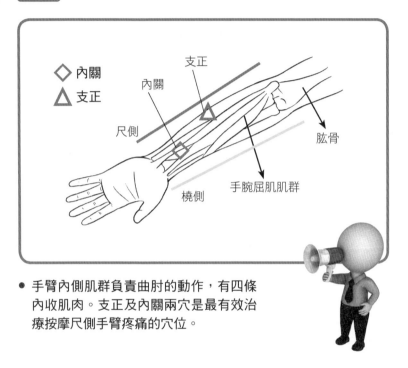

◇ 內關
△ 支正

支正
內關
尺側
橈側
肱骨
手腕屈肌肌群

● 手臂內側肌群負責曲肘的動作,有四條
  內收肌肉。支正及內關兩穴是最有效治
  療按摩尺側手臂疼痛的穴位。

狀,或局部點痛甚,或牽連整條肌腱、肌肉成帶狀的疼
痛,若有腫脹到壓迫到神經或血管,還會造成尺側手臂、
無名指、小指處的牽連疼痛或麻痺感。因高爾夫揮桿動作
容易使此處受傷,又可俗稱為高爾夫球肘。

　　若嚴重到造成此區域韌帶疲勞或斷裂的狀況可能會需
要動刀修補,著名的TOMMY JOHN手術,就是這個部位
韌帶的置換手術。(見3-8棒球篇)

休息仍是正解

　　預防發炎最好的方式仍然是休息。且不如手臂橈側，這個地方比較難包紮或加壓，原因是該處有一條麻經，接近中醫小海穴的地方，即尺神經，國小自然科學課要尋找神經的存在時都會壓迫這個點來做印證。因此進行包紮時，很容易壓迫而感覺不適。

　　已發生疼痛的還是可以用輕撥的方式，沿著肌肉的循行一直按到手腕，並接著作手腕的屈曲伸展動作，可以幫助疼痛的緩解以及肌力恢復。也可以使用軟球、復健滾輪等機具協助這些比較偏薄的肌肉作張力緩解與伸展。（見圖1-6B）

醫典小叮嚀

高爾夫球運動：

- 有常打高爾夫球的病人表示：他們並不會容易罹患高爾夫球肘，揮桿動作正手只是輔助，真正出力的是反手出力的前手。而他們容易受傷的位置是前手的拇指基部，其用來握桿以及承受揮桿減速動作的部位，疼痛會使拇指難以屈伸。
- 此外，高爾夫運動隱藏的易傷部位是膝蓋。因為需要步行又得上下果嶺這種有坡度的路徑，運動員之外，桿弟求診機會更高。

手腕按摩球運動

圖 1-6B 尺側手臂按摩球按摩

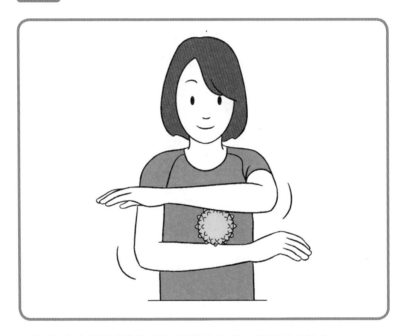

● 按摩球（或網球等軟球）按摩的好處，是可以直接在
   酸痛處按壓也有緩衝，比較不會過度用力造成二度損
   傷。適合用在頸部、前臂等肌肉較薄的部位。

1-7 服務生的尺側手腕

職業：保母、手工、空服員

症狀：托盤手

> 19歲的胡小弟，第1份工作是餐廳服務生。他表示，工作時間大概都是半天左右而已，不長又沒有很吃重，只是洗洗碗、端端盤，但他的右手手腕外側部位，最近卻痛得很厲害。

最容易發生的手腕疼痛

像胡小弟一樣剛進入職場的新鮮人，頭3個月最常來掛傷號，多因新的工作許多動作不熟練，譬如看似簡單的托盤姿勢，其實需要訓練，要讓盤中的餐飲很穩定的前進而不溢出這個動作，需要手腕部位的肌肉運用，而且這個動作是正手出力（掌心朝上），所以會發生損傷疼痛的點，通常在手腕尺側。大多數手腕部位的扭傷，也都是這個部位開始發生的。

胡小弟除了服務生工作，平時還兼差外送。騎車時控制龍頭、煞車的姿勢，也會讓他感到疼痛，有時候就算假

日沒有上班，滑手機、敲鍵盤久了，都會讓尺側手腕部位的肌肉發疼，追根究柢都是這個部位在日常上太需要發揮功能了。

外送騎車幾個小時、滑鼠滑上一整天、甚至中醫師看診把脈看上一整天，也能夠造成這個部位的疼痛，而且容易合併頸部、肩部等部位的痠痛。

常常手掌、手肘也一起出問題

手腕尺側的肌肉，作用在手腕活動之外是小指無名指的屈伸。正常狀況下，這兩隻指頭比起拇指食指要來的瘦弱許多，所以使力起來肌腱更容易受傷。

一般正手持物時，更是靠這個地方的手腕撐起物體的重心，此處再接到手掌是八塊腕骨，抓握動作的時候，會互相擠壓、摩擦，這幾小骨頭都容易錯位，周圍筋膜容易發炎疼痛，是治療手腕疼痛時的重點觀察所在。

沿著尺神經往上，緊鄰著尺骨的掌骨是三角骨和鈎狀骨，往往是疼痛起來最痛的幾個點。循著前臂外側一直到手肘小海穴有個按壓手會麻的點，沿線上，都是會產生牽扯疼痛的部位。

若工作時間更長或更吃重，可能就有肩部及頸部的症狀，這時候手腕除了疼痛，也可能會開始出現麻木的情形。（見圖1-7A）

圖 1-7A 尺側前臂及尺神經

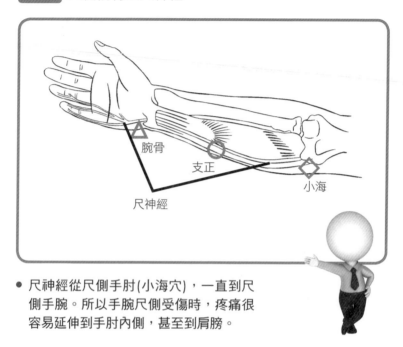

腕骨

支正

小海

尺神經

● 尺神經從尺側手肘(小海穴)，一直到尺
側手腕。所以手腕尺側受傷時，疼痛很
容易延伸到手肘內側，甚至到肩膀。

舉肩的高度很重要

其實會只使用手腕力量的機會並不多。精細動作的時
候我們會用，若工作執行比較吃力就會把姿勢調整成使用
肘部以上或肩部的力量來避免手腕超出負荷的受傷。

以托盤工作而言，在必須保持姿勢狀況下舉肩的高度
是一個重點，越低越好。手工或電腦工作而言，桌椅的相
對高度，能否使手腕以上的部位以放鬆的姿勢放在桌面
上，是一個重點。

理想的高度大概是可以肩膀自然垂放，肘部約90°的狀態工作，這樣的姿勢會讓手肘為支點，整個前臂一起作用，減少單用腕部的壓力。

此外，為使肩膀、手肘失去作為支點的腳色，應該避免不良姿勢下工作，例如趴著、躺著做事情。

手腕部位的肌肉都是小型肌肉，剛發生疼痛有足夠的休息就容易好。復健急性期，可以包紮消腫，比較不會疼痛的慢性期，可以做一些伸展手腕及旋轉手腕的姿勢。

容易運用的手腕的族群，平常也可以做一些重量訓練增強手腕肌肉的力量。

醫典小叮嚀

手腕尺側疼痛與手太陽小腸經

● 手腕尺側疼痛，在經絡學就是手太陽小腸經的位置，治療或平時按摩時，可以參考經絡循行的上游部位施按。如前臂的支正、小海，肩膀的肩貞、天宗，都會比直接按壓痛處來的有效且安全。

手腕復健運動

圖 1-7B 伸展及旋轉手腕運動，10～15分鐘

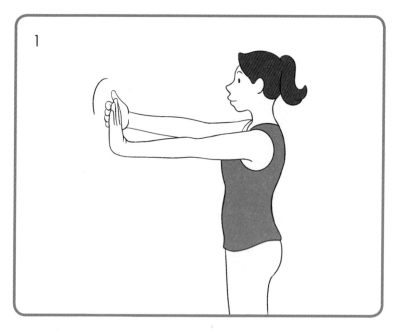

- 先做伸展：手肘伸直，以一手輔助，把另一手的手指往上壓，
  數10～15秒。

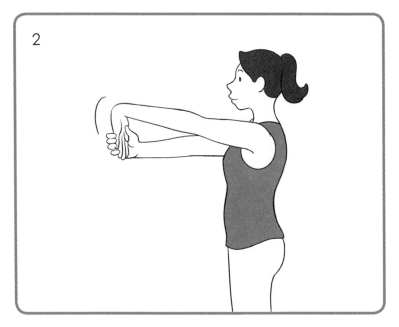

● 再做彎曲：同樣手肘伸直，以一手輔助，把另一手的手指往下
　拉，數10～15秒。

1-8 按摩師的掌腕關節

職業：理髮師、電腦族、手工、搬運工
症狀：腕隧道症候群、腱鞘囊腫、板機指

> 黃先生是一位按摩師傅。他前來診所尋求治療的問題，跟他的職業密切相關。他將雙手在胸前、作雙手背掌垂直向下的動作，一邊表情劇痛，一邊告訴我他自己的診斷：腕隧道症候群。

如地殼板塊運動般的病因？

腕隧道症候群是怎麼一回事？像黃先生這樣，不是哪邊肌肉扭到、骨頭錯位，而是腕部神經壓迫的疼痛，就很可能是這個原因引起的。

腕部這條神經又叫做正中神經，就位在腕部正中央，而壓迫到它的，是一個如手環般圍繞住手腕的環狀韌帶發生損傷。

腕關節韌帶底下，除了正中神經還有許多手指、手掌肌肉的肌腱，這些肌腱在平時手部活動的時候，會不斷的滑動與腕關節韌帶相互擠壓摩擦，像地殼運動，緩緩地不

會有問題，但急速或者太過頻繁，就會造成地震或者火山噴發。

腕關節韌帶發炎腫脹後會變得肥厚，擠壓原來包覆在裡面的肌腱、血管、神經，就會出現疼痛或是麻木等症狀，而且，是從掌部延伸至正中神經支配的拇指、食指、中指的掌側，以及無名指靠近中指的一半部位受到影響，嚴重的時候也會影響手指、掌部的伸展。

像黃先生從事按摩工作、或使用滑鼠、扣鈕扣、握拳等動作會受到阻礙，疼痛也可能會往上傳導到肘部、肩部，最嚴重，會使受到支配的肌肉譬如大拇指基部的魚際部位萎縮。（見圖1-8A）

罹患腕隧道症候群的人，只要按壓手腕中央會引發上述部位的麻痛，或如黃先生在門診自己的測試：雙手背掌靠緊向下1分鐘內指部出現酸脹的感覺。

測試1分鐘內有無疼痛發生，若出現手指麻木或刺痛感，則表示正中神經受到壓迫。（見圖1-8B）

圖 1-8A 手腕正中神經循行及穴位

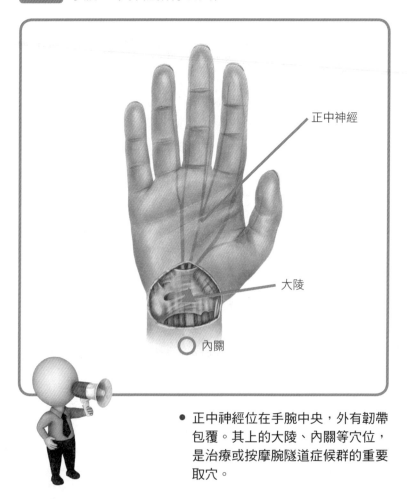

正中神經

大陵

內關

- 正中神經位在手腕中央，外有韌帶
  包覆。其上的大陵、內關等穴位，
  是治療或按摩腕隧道症候群的重要
  取穴。

其他手腕的問題

除了腕隧道症候群之外，手指手腕部位因板塊摩擦造成的慢性發炎，也可能發生在其他地方。像在黃先生的醫案，他的右手腕背側有一條隆起的囊腫，是為腱鞘囊腫。他說這個症狀跟了他3、5年了，平時倒也不痛，他目前並不在意。

若積極處理，需要將黃先生這個囊腫裡面的液體引流出來，會發現是像膠水狀的免疫球蛋白組織液，但抽出後不久，每次過度使用又會再度腫起來，不容易痊癒。因上面沒有直接的神經，不一定造成疼痛，所以患者有時會選擇與它和平相處。

此外，若手指基部（手指連結掌部的部位）發生劇痛麻木，手指頭不能順利伸展，伸直到一半會卡住再彈出去，俗稱板機指或是彈響指；若拇指側肌腱摩擦造成的發炎，使拇指外展、內收發生劇痛，就是俗稱的媽媽手了。

這些在不同部位常見的症狀，都有著類似的病因——慢性發炎。慢性發炎有可能像王先生因長期作一種動作而勞損引發，也可能是突然的重量使肌腱不堪負荷而受傷。

預防與復健

平時，手腕保持伸直是最自然不壓迫的姿勢，避免手

腕曲屈的狀態下工作，就能避免腕隧道症候群的發生。手
部單一動作太久必須要有休息的意識，過重的東西或吃力
的動作不要求快，慢動作完成比較能避免受傷。

　　能用腰肩施力就用腰肩施力，能用雙手就用雙手，能
用五指就用五指。需要時常使用手腕的職業，以時常伸展
或啞鈴訓練前臂、手肘的肌肉，是有預防效果的。

　　若已發生腕隧道症候群，在有劇痛情況下消炎是最重
要的工作，患者可以服藥、敷藥、包紮，待慢性期可以做
以下的姿勢復健；嚴重時則可以選擇開刀。

圖 1-8B 腕隧道症候群自我測試

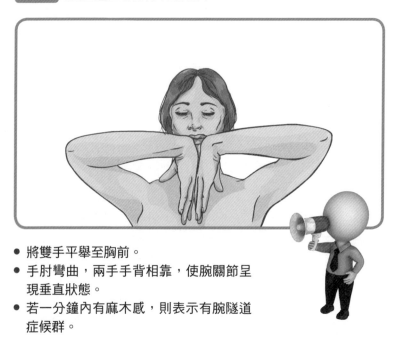

- 將雙手平舉至胸前。
- 手肘彎曲，兩手手背相靠，使腕關節呈
  現垂直狀態。
- 若一分鐘內有麻木感，則表示有腕隧道
  症候群。

腕穴道慢性期復健動作

圖 1-8C 伸腕運動，30秒

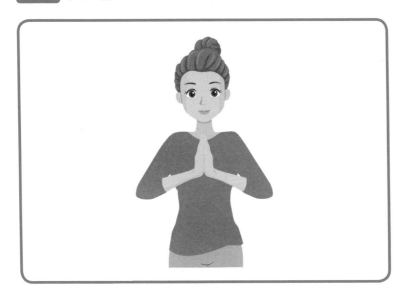

- 將雙手腕垂直合掌感受張力30秒，可以反覆多次直到疲勞。也可以使用圖1-7B的手腕伸展運動，讓另一隻手幫忙患側的手腕伸展。

 醫典小叮嚀

中醫也有藥物可以達到止痛作用，首推乳香、沒藥。這些藥物的使用比較不會有造成胃痛的副作用。

1-9 地勤人員的久站問題

職業：店員、警衛、護理人員
症狀：薦髂關節的錯位、豎脊肌痠痛

南崁地區有許多人在機場上班。其中，會來我診間看診的最大族群就是地勤。一般來問診的患者，有的看肩痛，有的看腰痛，而林小姐告訴我，她們的工作有時候需要連續24小時，中間僅有短暫休息。

久坐傷肩，久站傷腰

　　林小姐在假日年節必須加班工作疏通出國歸國的旅客，數小時的時間裡，她的豎脊肌群支撐著她的上半身讓她的姿勢端正，即使可以短暫片刻休息也不能躺下，頂多找個椅子靠著，豎脊肌群仍持續支撐著整個身體。

　　一般人大約4小時就會開始覺得背脊僵硬，彎腰或是低頭仰頭動作覺得有些卡緊，8小時以上即使不做動作也會覺得痠痛，有舊傷或壓迫嚴重的地方按壓會覺得特別疼痛。長期反覆下來容易罹患脊椎錯位、脊椎關節退化、椎間盤突出、神經壓迫性疼痛等比較難解決的問題。

肩頸和腰臀是人類運動最重要的兩個系統，對所有脊椎動物而言也是如此，在臨床上有很重要的治療意義。上半身的所有問題幾乎都跟肩膀相關，下半身的所有問題也必須透過腰部來徹底解決。久坐工作通常從肩部傷起，久站則是從腰部了。

林小姐說，除了背部覺得很緊繃，她的腰部、骨盆都覺得轉換姿勢不順，活動起來很僵硬。進一步作理學檢查，發現林小姐大腿抬舉之後的伸展動作，都受到了影響，尤其是腳的外旋動作會牽動她的整個身體，好像髖關節跟身體卡在一起鬆不開了。

薦髂關節的錯位導致下肢秩序大亂

這邊，我們就要介紹薦髂關節。它是腰部接到下肢的第一道關卡，是薦椎與臀部的髂骨相接的少動關節，平時的功用是穩定身體。其實我們的下肢常常有許多剛發生或是不容易察覺的問題，如：腳挫傷，或者有長短腳、脊椎側彎、膝蓋退化等，使左右兩邊不同高度的問題。

理論上這些問題會讓你身體發生左右傾斜，但實際上身體仍能代償，讓你的身體與地面垂直90度站著。這些都是薦髂關節的功勞。（見圖1-9A）

因此，一旦下肢受傷，幾乎都會與薦髂關節扯上一點關係，治療上必須顧及才能治本。薦髂關節周圍僅有小範

圖 1-9A 薦髂關節及腰部結構圖

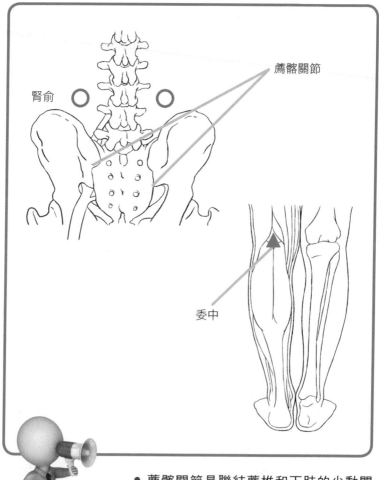

● 薦髂關節是聯結薦椎和下肢的少動關
節，發生卡緊時，除了直接伸展薦髂關
節之外，也可以對腰部的腎俞穴、膝蓋
後方的委中穴旁敲側擊，使關節附近肌
肉鬆軟下來，恢復功能。

圍的滑液囊，大範圍是厚實的韌帶和肌肉，其實不容易受傷，但對長期久站的族群來說，就挑戰到這些結構堅韌的極限。

薦髂關節會因為周圍肌肉韌帶的疲勞鬆弛而產生位移，林小姐最主要的問題就在這邊，而薦髂關節的錯位可能只是一切開始，林小姐的下肢肌肉緊繃，膝蓋痠痛，不能久蹲等症狀就很有可能是因為薦髂關節讓下肢產生更多代償性的錯位。

小腿的肌肉、跟腱的疲勞，以及膝關節的軟骨發炎、磨損加速退化等狀況都可能因久站而導致。故矯正薦髂關節是林小姐治療上必須進行的第一步。

久站者的保健

防止豎脊肌、薦髂關節因久站的關係發生問題，最好的方法是必須找時間放鬆背部、臀部的肌肉，或者靠平時訓練這些部位的肌肉讓它更耐站。

具體的操作方法有兩種：

● 1.躺姿：

輪流將雙腳膝蓋抱至胸口，並維持半分鐘交換，使臀部、脊椎兩側的肌群得到伸展與放鬆。效果較佳。（見圖1-9B）

圖 1-9B 躺姿腰髖部伸展運動，10～15分鐘

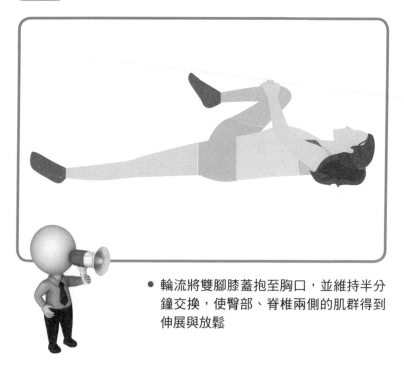

● 輪流將雙腳膝蓋抱至胸口，並維持半分
鐘交換，使臀部、脊椎兩側的肌群得到
伸展與放鬆

● 2.站姿：

準備與腰部差不多高度之穩固架子或平台，輪流將腳
升舉放置於平台上，彎腰向前傾，感受到脊背部及腿部肌
群的伸展。能伸展較徹底但不能放鬆，適合室外及其他練
核心肌群的方法。（見重訓篇）

然而，最根本的預防與緩解方法還是避免久站，若必
須久站也盡可能採取正確的站姿。

　　正確站姿的原則是讓全身所有的肌肉放鬆。保持頸部微向後仰，以觸摸頸部肌肉時會感到鬆軟為原則，不必抬頭挺胸，應順著脊椎休止符形狀的曲度放鬆上半身，肩膀要盡可能不上舉超過60度，若需要行走時則略微揮動。雙足站直，讓髖部擺正，重心放於中軸腰部以下，不可以放於單腳，雙足間距取與臀中線同寬或可使臀部感到最鬆軟處，膝部、踝部及腳拇趾與第二趾間趾蹼成一直線。（見圖1-9C）

　　同一姿勢站久了，就應該活動，稍微轉換姿勢。轉換姿勢時，亦不可以單腳支持過久，可根據工作動作需求轉換重心，若扶持物體站立，注意姿勢變形是否過久，或支持部位是否擠壓過久，應適時讓重心回歸身體中軸。

　　正確的站姿可以使疲勞時間延遲，但終究會讓豎脊肌群及下肢疲勞，建議站立工作20分鐘坐下來休息，或稍作走動放鬆。

圖 1-9C　正確的站姿

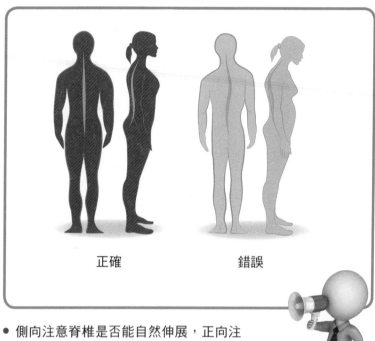

正確　　　　　　　　錯誤

● 側向注意脊椎是否能自然伸展，正向注
意兩側的平衡以及下肢是否處於與地面
垂直。

1-10 農夫的腰脊問題

職業：礦工、漁夫、盥洗動作
症狀：椎間盤突出與滑脫，腰椎骨刺

「手把青秧插滿田，低頭便見水中天。」彎腰插秧的工作，是一種謙遜於天地的表現，但這樣的動作，往往讓腰部椎間盤承受極大的壓力。

已經退休的顧伯伯不是農夫，但他擁有一小塊耕地可以種菜，種出來有機蔬菜分送給親朋好友，是他退休後的生活以及娛樂。

椎間盤突出與脊椎退化

在台灣，專職的農夫大多數的工作可以靠機器協助，需要親自彎腰鏟土、播種、收成的倒是像顧伯伯這樣小規模種植的人。

顧伯伯腰痛已經很多年，延伸到小腿，時好時壞，這次連走路都有點困難。他說他早年就有骨刺，這次影像學檢查醫生告訴他有第四、第五節有椎間盤突出了，來求診問是否可以不必開刀治療。

　　椎間盤是一種支撐用的軟骨，夾在椎體與椎體之間，後方是脊椎管束，內有脊髓神經通過，椎間盤受傷可以直接被擠壓向後方突出或讓脊椎發生滑脫，都容易壓迫神經引發疼痛。

圖 1-10A 正常腰椎及穴位圖

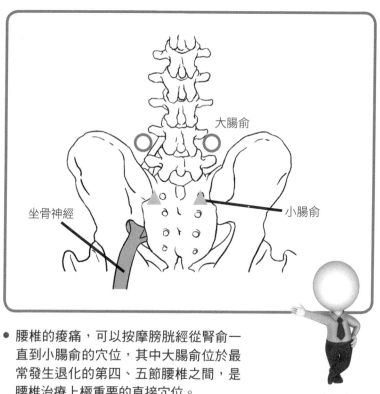

大腸俞

坐骨神經

小腸俞

- 腰椎的痠痛，可以按摩膀胱經從腎俞一直到小腸俞的穴位，其中大腸俞位於最常發生退化的第四、五節腰椎之間，是腰椎治療上極重要的直接穴位。

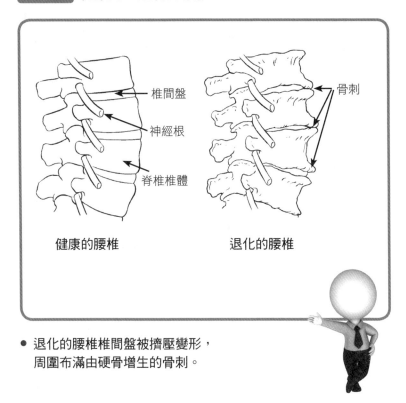

圖 1-10B 健康的、退化的腰椎

椎間盤

神經根

脊椎椎體

骨刺

健康的腰椎

退化的腰椎

● 退化的腰椎椎間盤被擠壓變形，
　周圍布滿由硬骨增生的骨刺。

　　錐體受傷更常見於到一定歲數的族群，椎間盤會隨著
年紀退化磨損，軟骨不會再生而硬骨會，所以，原來的椎
間盤的位置會被硬骨慢慢擠壓取代，就是我們說的骨刺，
每個人大概30歲以後都會或多或少有骨刺發生，大部分的
骨刺都不會產生症狀，但若是長的太過招展，就可能壓迫
附近的神經產生疼痛了。

　　神經被壓迫會有一連串效應，從局部疼痛到延伸到下肢，長期受影響的部位肌肉容易癱軟萎縮，造成行動困難。一般彎腰工作、負重、趨前久坐或久站都可能會引發對腰椎的傷害。

椎間盤突出發生在無意之間

　　除了顧伯伯這樣典型的例子之外，椎間盤突出發生甚至是在無意之間。

　　我碰過有個案例，只是那陣子比較疲勞，早上起來刷牙盥洗的輕微前趨動作，就引發了椎間盤突出。（見圖1-10C）被認為低風險的辦公室工作坐姿前傾，給予椎間盤施加的壓力，其實還比站姿更多。

　　此外，體重也可以是一項重要的因素。職業籃球、棒球、美式足球員需要力量，選手必須有目的地增加體重，加上賽場上的強度，使這些職業運動員成為椎間盤損傷的高危險族群。

圖 1-10C 椎間盤突出

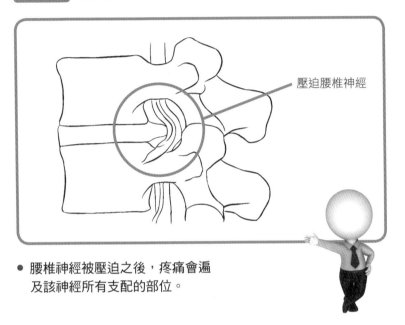

壓迫腰椎神經

● 腰椎神經被壓迫之後，疼痛會遍
　及該神經所有支配的部位。

椎間盤可以保護，只是不容易

　　人是直立生物，在所有的動作裡只有躺姿才能大幅減
少椎間盤的壓力。良好的睡眠仍是非常重要。平時要久坐
的人，椅子最好要有椅背以及靠頸，腳還要能碰觸地面。
彎腰工作的人建議在需要彎腰時，採取蹲姿並盡可能讓身
體不要前傾。（見圖1-10D）撿拾物品時採取馬步一腳在
前一腳在後的動作拾取，並在過程中有意識保持上半身的
挺直。

復健動作

椎間盤的復健可以拉腰，也可以吊單槓，把上半身「懸吊」起來，重心壓低，雙腳不必離地，感受身體從腰部被分離的感覺。

圖 1-10D 　**標準抬（拾）動作**

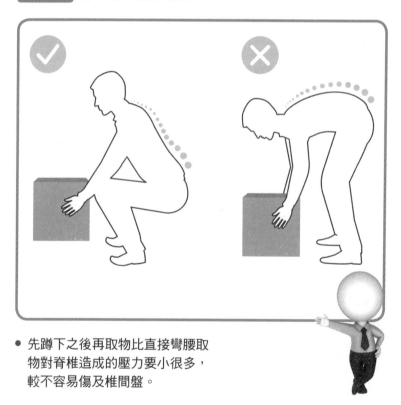

● 先蹲下之後再取物比直接彎腰取
　物對脊椎造成的壓力要小很多，
　較不容易傷及椎間盤。

臥式—貓拱背

平時居家可以做臥式—貓拱背的動作,以掌、膝稱地,身體稍微縮起,使背部略向下凹,可以鬆緩脊椎前後方的韌帶及壓力。(見圖1-10E)

圖 1-10E 臥式—貓拱背,10～15分鐘

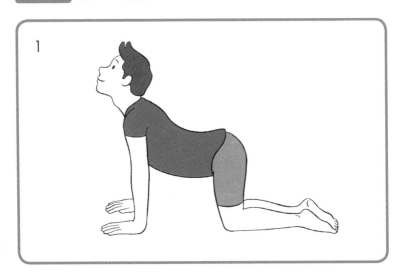

1

● 以掌、膝稱地,身體稍微縮起,使背部略向下凹。

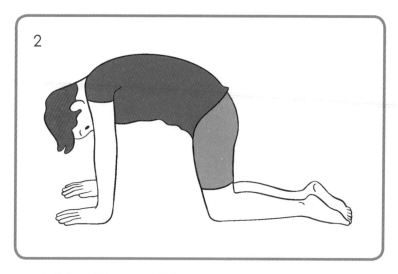

- 一個動作可維持30秒後轉換，可以有效舒緩背框周圍的肌肉。

醫典小叮嚀

椎間盤突出也與身材有密切關係。過胖的人是體重壓迫的因素，過瘦的人則是彎腰的時候周邊結構太單薄導致容易受傷。故最好的保養是保持正常身形，並可以鍛鍊下盤核心肌群。（見 3-6 重訓篇）

1-11 司機的坐骨神經痛

職業：辦公室工作者、櫃台人員，沙發久坐
症狀：坐骨神經壓迫、下肢靜脈曲張、大腿肌肉
拉傷

羅伯伯原來的腰痛被治療得差不多了，沒想到又
見他來門診掛號。他說，這個週末下午，在北上的車
潮中塞了3個小時的車，結果現在不但走路一跛一
跛，右腳膕窩痛、不能深蹲，而且疼痛從臀部經過膝
窩一直到小腿。

有限空間引起下肢循環障礙

開車引起的臀腿疼痛很常發生，因為在空間受限狀況
下，長時間的開車或乘車對任何人的筋骨耐力、體力，都
是一大考驗。坐車、坐飛機這些都是會疲勞的，並非一種
休息。

轎車座椅高度因空間有限不得不設計偏低，偏低至有
些半躺的姿勢，使腿部失去分攤重量的功能，臀部受力因
此增加。

　　腿部伸展空間有限，常數小時無法伸展，血液聚集下肢不能回流，使腿部麻木、肌肉痠痛。這些循環不良造成痠痛狀況，如果能夠適時停車休息舒展，可以迅速獲得緩解，但若是結合腰臀部的舊傷錯位，就很可能讓症狀變得難解。（見圖1-11A）

　　羅伯伯是司機，安全考量又必須擺在舒適姿勢之前。像他的狀況，臀部原來就有舊傷，塞車使他臀部肌肉繃緊，重新引發坐骨神經痛，又因勉強姿勢使大腿及膝關節

圖1-11A　坐骨神經圖及重要穴位

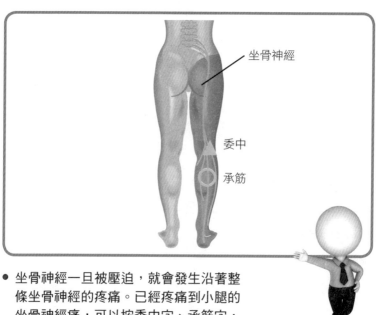

坐骨神經

委中

承筋

● 坐骨神經一旦被壓迫，就會發生沿著整條坐骨神經的疼痛。已經疼痛到小腿的坐骨神經痛，可以按委中穴、承筋穴，是較有效率的按摩點。

後側肌肉疲勞發炎，影響腿部活動。治療之外，平時開車的姿勢會是預防的重點。

駕駛的正確姿勢

羅伯伯的右腿，在開車的數小時必須反覆不斷操作油門及煞車，原來坐姿時候支撐部分體重的能力被拋棄，更需要以臀部為支點支撐右腿的重量，能夠使其順利操作，所以就像提臂寫書法或躺姿滑手機時候的肩膀，臀部承受的壓力也更大了。

而椅子的相對高度、傾斜角度、前後位置都很重要。高度影響手部的方向盤操作，不能放太低是安全考量，太高舉肩操過60度則容易痠痛，肩膀60度左右、手肘曲屈120度較能兼顧操作和舒適。

座椅傾斜角度以椅背能夠貼緊分攤身體重量為佳，在不須因視線因素趨前的狀況下，身體應起碼90度直立以免傷及頸椎腰椎的椎間盤。

腿部不能完全伸直，完全伸直不容易操控且受撞擊時容易使下肢骨折，膝蓋若曲屈約120度就可以讓肌肉放鬆，緊急狀況也方便應變。座椅長度以及前方的隆起不可壓迫到膝關節膕部，在壓迫狀況下，反覆踩油門煞車的操作下，10分鐘便會覺得不適，也影響了操作順暢性。

開車的姿勢是一種妥協，即使最理想的姿勢，長時間

駕駛仍會讓兩側臀部的肌肉緊繃。以開自排車而言,左側臀部的梨狀肌容易受傷發炎,壓迫坐骨神經,右側則影響需要不斷出力和移動的大腿底部肌群(股二頭肌、半腱肌、半膜肌等)和小腿肚(腓長肌、比目魚肌),容易造成腳麻、膕窩(膝蓋底下凹陷處)疼痛以及活動受限的症

圖 1-11B　正確駕駛姿勢圖

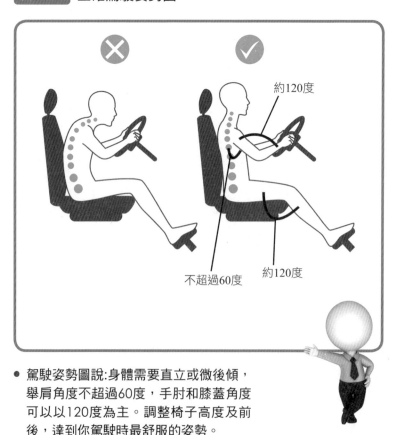

約120度

不超過60度

約120度

● 駕駛姿勢圖說:身體需要直立或微後傾,
　舉肩角度不超過60度,手肘和膝蓋角度
　可以以120度為主。調整椅子高度及前
　後,達到你駕駛時最舒服的姿勢。

狀。職業司機更必須注意長久下來，出現下半身一連串代償症狀。

　　若是循環不良的問題，可以局部按摩小腿、大腿，更輕鬆的方法是泡熱水，注水高度覆蓋小腿一半，睡前約泡個20分鐘，可以預防下肢靜脈曲張以及更容易發生的夜間下肢抽筋。

醫典小叮嚀

下肢靜脈曲張：

● 下肢血液要回流到上半身，只能靠下肢肌肉的收縮，因此少動的族群很容易罹患靜脈曲張。初期腳會有水腫感，後期則會麻木疼痛。

● 這個問題幾乎只能預防而不能治療，即使手術治療也是治標無法治本。所幸預防方法很容易，除了多動，可以按摩，可以泡腳。

● 年紀大甚或是中風難以移動的易發族群也可選擇溫陽逐水的中藥做內科調理。

前幾篇說的臀部肌肉伸展方法仍然適用，而大腿小腿肌肉的伸展方法更為簡單。在不須工具的狀況下，單側前伸壓腳，前後馬步深蹲。（見圖1-11C）

腿部伸展訓練

圖1-11C 馬步深蹲，10～15分鐘

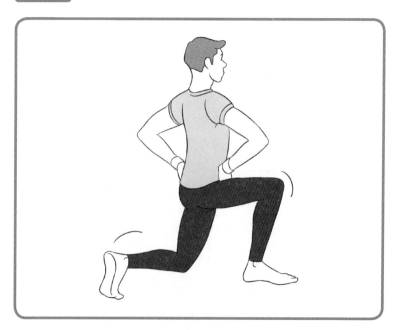

● 腳步站穩，身體下壓，單側姿勢維持約2分鐘換腳反覆。感受臀部及大腿肌肉伸展鬆緩。

NOTE

如何消除「居家生活」常見的損傷？

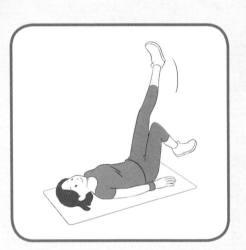

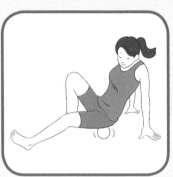

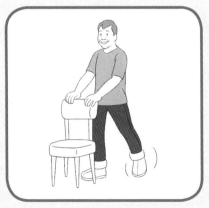

引言

日常的錯誤姿勢與正確作法

　　從以上幾篇大致可以看出預防受傷最好的方法，是正確的姿勢。很多來看診的人總是會說，我也不知道怎麼受傷的，昨天也沒有工作，早上一起來，就開始覺得不舒服。然後，我們開始檢討睡姿和居家受傷的各種可能。

　　睡眠其實是壓力解除的時光，除了眼睛、大腦，全身的肌肉也是在這約7個小時的時間裡喘息重整。所以，那些一覺醒來後的痠痛其實是前一天的疲勞，在睡眠無法獲得紓解，在起床後發作也只是「剛好」。

　　睡眠唯一的外在壓力是重力，壞的睡姿會讓特定部位被壓迫而受傷，最多的是頸部。常見的睡姿大致有兩種，正躺和側睡。

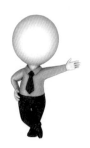

正躺

　　這是比較理想的睡姿，但枕頭決定睡眠品質的好壞。頭顱的最後方與背部落差並不大，枕頭的意義是緩衝硬質墊材對頭頸部的壓力。後頸部構造有一個凹弧，如

能填滿也能減輕更多頸椎壓力。

在臨時沒有枕頭的狀況下，用毛巾捲成滾筒狀墊在頸部之下，就足以完成正躺睡姿護住頸部的需求。

因此，一個適合正躺的枕頭不需要太高，壓下去的高度，落在1～3公分左右即可，重點是材質要柔軟，能夠緩衝顱部並填充後頸凹部最佳。有部分朋友習慣高枕才能睡著，或是特殊原因如胃酸逆流需要墊高，對此我們建議選擇面積比較大的枕頭，讓肩部一起墊著睡，或將整個上半身的床鋪都抬高。

經常睡高枕，其實等同終日低頭，很容易讓頸椎產生前傾。

側躺

側躺的需求跟正躺不一樣，頭部到肩峰有半個手掌大的落差，所以適合選擇高枕來彌補這個落差。側左側右都可以，最大的問題是翻身。

側躺或喜歡翻身的人，其實較適合相對比較軟的床墊，為各種姿勢的轉換有最大的緩衝應對，較不容易受傷。身上有挫傷或需要防止褥瘡的人，也比較適合軟床。一般喜歡正躺或腰部容易痠痛的人，適合不容易凹陷變形的床墊。

不理想的睡姿

趴睡是最不理想的睡姿，無論是在床上或是利用桌椅趴睡，都會讓頸部腰部承受更多壓力，也會讓胸肋、腹部感受壓迫，更容易胃食道逆流。因此，剛吃飽午餐的午睡，可以買個圍枕靠在椅背上睡。

好的睡姿大概就需要講究這些東西，剩下只有如何徹底放鬆的問題。據說最舒服的睡眠發生在太空站的睡袋裡，因為無重力，身體可以以最舒服的姿勢伸展擺放，手臂會自然地升起在胸前，沒有正躺、側睡、趴睡、翻身的問題。

另外，坐沙發與其說是坐著，不如說是躺著。沙發是一種床，在床上放鬆的方法與在辦公椅上放鬆是不同的。「躺」沙發，背部當然要靠沙發、靠緊靠牢，但沙發是沒有放腳位置的床，請將你的雙腳留在地面上，好分擔腰部的壓力。

沙發坐久了，一定會覺得很累很想睡，這時候就睡到床上去吧！沙發的扶手都太高，即使側睡也不適合作為理想的枕頭。

居家最容易受傷的原因：家務

居家日常引發的損傷，比工作更容易受到習慣姿勢的

影響，許多家事都有方便的工具甚至機器協助完成，但門診上最不經意的受傷原因其實就是做家事，排除掉所有因素之後才發現，原來是因為那個鍋太重，或是因為昨天花了兩個小時拖地掃地。

做家事也是要練經驗，最不容易受傷的家庭主婦，是最懂得如何省力的長輩。記得當你用力扭轉抹布，抹布也正用力扭轉你的手臂；需要施力越大完成的工作，就越容易發生受傷。能用各個部位的力量時，就不用只依靠一個部位，疲勞的時候就去休息，不需要趕進度──尤其當你是在家裡。

居家生活還有許多容易受傷的狀況，就是我們第2篇的主題。

2-1 爸爸也會有媽媽手！

動作：抱小孩、廚房工作、維修工作
症狀：媽媽手

張爸爸最近負責帶小孩，他喜歡帶著3歲寶寶到
處跑，但抱小孩動作不如媽媽熟練，結果不只右手拇
指的外側，右側手肘、肩膀也正在發疼。很多人可能
忽略，爸爸也會有媽媽手，而且可能比媽媽更容易被
這個毛病纏上了。

媽媽手是什麼？

媽媽手是拇指肌腱扭傷的俗稱。拇指外側有兩條肌
腱，舉起拇指比讚的時候，兩條會同時收縮，往手背方向
那一條是伸拇短肌，往手掌那一條是外展拇長肌，這兩條
肌肉過度作用就會發炎。（見圖2-1A）

事實上拇指在掌側也有兩條肌肉，且作用比外面兩條
更重要，可將拇指屈曲與其他四指合起，完成取物、捏握
等動作，所以他們比外側兩條伸指肌肉更為強壯，不容易
受傷，但也是有受傷的時候，就是一般說的魚際痛了，多

圖 2-1A　伸展拇指用的兩條肌腱

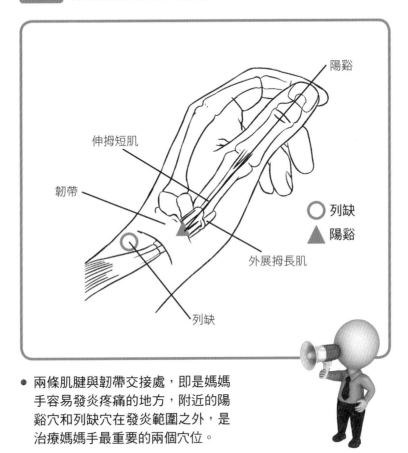

- 兩條肌腱與韌帶交接處，即是媽媽手容易發炎疼痛的地方，附近的陽谿穴和列缺穴在發炎範圍之外，是治療媽媽手最重要的兩個穴位。

數好發生在需要操作工作族群，譬如需要長期捏握杓柄的廚房工作。

　　回到媽媽手。張爸爸將他的拇指握起，再將手腕往下翻折，這個短暫動作讓他的拇指外側痛得厲害，這個就是

圖 2-1B 媽媽手測試動作

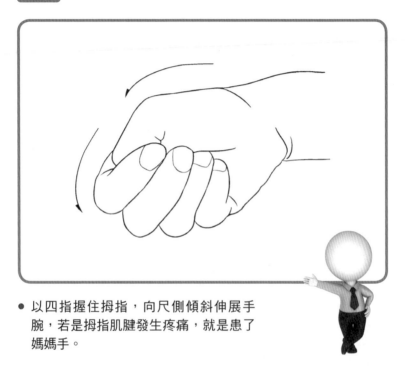

● 以四指握住拇指，向尺側傾斜伸展手
　腕，若是拇指肌腱發生疼痛，就是患了
　媽媽手。

媽媽手確診的測試動作。

　　這邊需要做鑑別的是，有時候疼痛會在拇指第1個關
節以上，那樣的話是拇指關節炎，多半是勞損、退化性
質，該症狀出現的機會也很高，多發生於年紀較大的人，
特色是不太會因為上述測試動作而加重疼痛。

　　習慣反手持物並以拇指支撐重物，就容易引發媽媽
手。要減少媽媽手發生的關鍵，是不要依靠單一肌肉、單

一動作來完成特定事情。媽媽手除了疼痛，有時候會從拇指外側牽扯到手肘橈側，甚至到頸肩產生麻木感。

像張爸爸，因為小寶寶的好動、不安定，需要用拇指撐住不讓他跌落，本來已經疲勞的肌肉再這麼被震一下，就很容易受傷。這種情況，其實可以透過訓練，練習以手肘、肩膀、腰部的力量去撐住小寶寶，而不必過度使用拇指。

若已經出現媽媽手的情況，急性期可以冰敷止痛，慢性期建議用不會過敏的藥布敷貼並保護。最重要的還是要適當休息——停止再刺激已經發炎的肌肉。

若有適當休息，一般治療時間4週左右可以痊癒。若還是持續不停地工作，可能會造成更嚴重的發炎壓迫神經擴大疼痛，或者沾黏，甚至發生腱鞘囊腫。

醫典小叮嚀

● 手太陰肺經：媽媽手疼痛部位，大部分在手太陰肺經上(也有一部分在大腸經)，因此疼痛的時候想按摩緩解，與其按壓痛處，不如循肺經，按手腕的列缺及手肘的尺澤穴。門診治療時，甚至會刺激肩膀的中府、雲門穴。

拇指伸展運動

　　復健運動則可以用拇指為軸心做旋轉手掌的伸展運動
（如下列分解動作）。患處不可以按揉，但可以沿著拇指
的長肌腱，沿著前臂、手肘、上臂到肩膀緊繃處輕壓按
摩，急性期因為疼痛做不出來，到慢性期比較不會痛的時
候，對於拇指復健速度會有很大幫助。

　　口訣：拇指在前面，轉不動就翻面。

圖 2-1C 旋轉手掌伸展運動

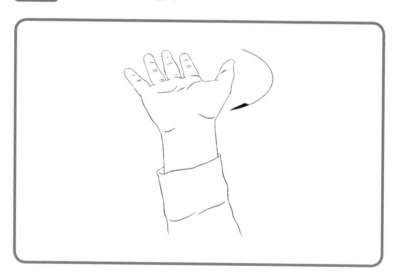

1. 拇指在前面的方向開始旋轉

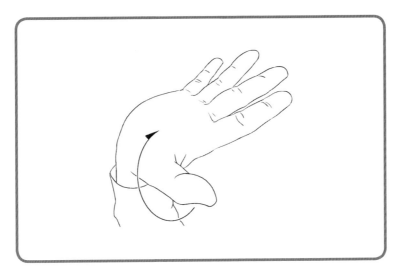

2. 轉不動就翻面

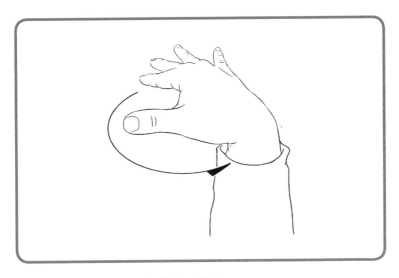

3. 翻成掌面在下繼續朝拇指翻向旋轉

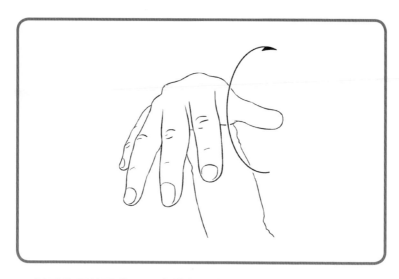

4. 轉到盡頭轉不動,再準備翻回掌心在上如圖1的姿勢。不貪
   快,以緩慢動作重複約5～10分鐘,至感到疲勞而休息。

2-2 低頭族錯了嗎？頸椎錯位問題

動作：滑手機、練鋼琴、躺著看書
症狀：頸椎過直、頸部椎間盤突出

> 王小弟16歲，母親帶他來看成長發育。王小弟身高尚可、體重偏輕，較令人在意的是有陣子呼吸道症狀不斷，最近開始頭暈，偶爾還有耳鳴的症狀，有時嚴重到必須請假休息。

王小弟來看診的時候沒有主動提到頸部的不適，父母也僅當作是呼吸道過敏或神經的問題。但根據臨床經驗，這樣的症狀必須檢查脖子，果不其然，王小弟說脖子常常會痠痛，不過這個症狀比起其他症狀小到可以忽略。

王小弟的脖子外觀略為前傾、不能順利仰頭，頸部周圍的肌肉觸診，也緊繃得像剛落枕後隔天的狀態。王小弟說：這樣的情形起碼已經有半年了。

頸椎七兄弟各司其職

　　頸椎構造，是由七塊骨頭精巧的組合在一起。第一頸椎和第二頸椎環狀與柱狀錐體的組合，使頭部不像其他脊椎受旋轉限制，而能夠作超過180度的旋轉。

圖 2-2A 頸椎結構圖與穴位

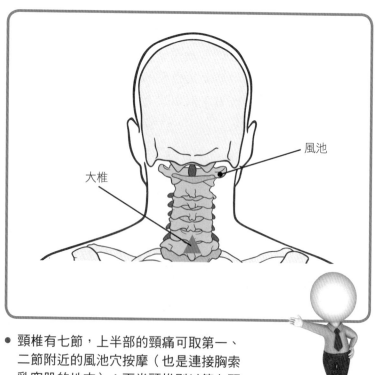

風池

大椎

● 頸椎有七節，上半部的頸痛可取第一、二節附近的風池穴按摩（也是連接胸索乳突肌的地方）；下半頸椎則以第七頸椎下方的大椎穴最重要，手觸頸部下段最隆起的地方就是大椎穴。

　　第三、四節頸椎前面厚後面薄的構造，則構成了頸部C形弧線的弧頂，因為這個弧型，使頸部更能承受壓力和震擊，但也是最容易受到衝擊的部分。

　　從第五、六、七節頸椎開始漸趨肥厚、手觸可得，第七節的棘突最為明顯，低頭動作的時候，最隆起來的就是第七節，也是頸部重要穴位大椎穴的位置。這五、六、七節頸椎，隨著年紀增長最容易退化而出現骨刺。

　　頸椎的曲度保障了頸部的穩定和彈性，因此可以靈活地做點頭、搖頭、側頭等動作。具備各種工作、表達、支撐、保護等功能，接受遠大於腰椎的活動量，但因為厚度比腰椎更小，更容易因為外力而受傷錯位變形。

低頭族與頸椎過直

　　頸椎過直，是指頸椎失去了原有向後的曲度，使頭部不能自然的後仰，患者日常生活中挺直頸部變得吃力，反而習慣向前傾斜。症狀初期如同低頭工作半個小時後的落枕者，可能造成頸部活動不靈活、頭痛等問題，中期則會出現顯著的神經症狀，像是眩暈、嘔吐、短暫耳鳴、咽部異物感、胸悶、手麻痠痛等等。到了後期，由於壓力、退化等因素進一步發生結構問題，出現椎間盤突起、長骨刺，甚至椎體融合等不可逆的傷害。（見圖2-2B）

圖 2-2B 頸椎過直示意圖

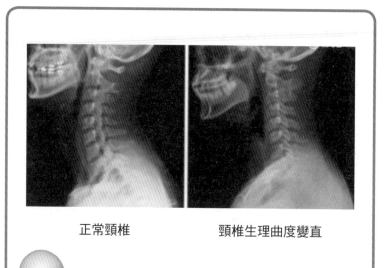

正常頸椎　　　　　　　頸椎生理曲度變直

● 左側正常頸椎有曲度，右側是過直的頸椎，頸椎活動變得困難，並將壓迫前端的神經引發許多症狀。

　　頸椎過直是一個長期發展的結果，不能夠短時間以外力強壓去矯正。在門診能做的事是將周圍的筋膜結構放鬆，結束僵局，紓解壓力後，在正常使用頸部的狀況下，之後有機會讓頸椎自行滑到相對正確，或是不產生症狀的位置，並穩固肌力，而不要再滑回來。

　　許多頸椎過直案例，在初期階段用一些方法把肌肉僵硬、頭痛眩暈一類的症狀解決掉了，然而頸部問題會反覆發生。若你是唸書、工作低頭時間過長，重度使用手機，或時常睡眠不好，又常覺得脖子僵硬不靈活，容易發生莫名頭痛、頭暈、咽部異物感，那就需要警惕是不是頸椎出了問題。

　　頸椎過直是容易被忽略的問題，往往出現頸椎疼痛、明顯變形的直接症狀時，已經到椎間盤突出和骨刺階段，因此年紀偏大的患者比較常見，較少像王小弟學生時期就被關注。

　　現代生活中，從學生開始一直到職場，需要低頭的機會太多了。頸椎過直的預防遠勝於治療，不要當低頭族，你可以選擇：使用手機時應以手肘上舉至眼前（但記得舉肩角度盡可能低於60度）。（見圖2-2C）

　　上課、工作，坐著的時間如果超過40分鐘，就要站起來把身體向後伸展。必須久坐學習、工作的椅子要有靠頸，能夠安置頸部；桌椅相對高度要正確，能使眼睛平視電腦螢幕或黑板。另外，不要習慣趴睡，這個姿勢會同時傷及頸椎以及腰椎。

圖 2-2C 手機使用姿勢與頸椎承受壓力

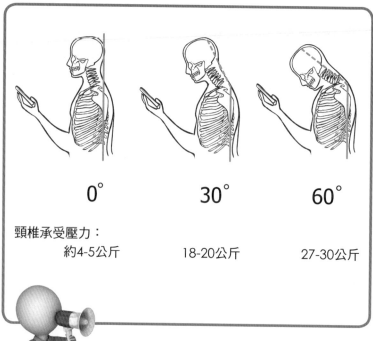

0°　　　　　30°　　　　　60°

頸椎承受壓力：
　　約4-5公斤　　　18-20公斤　　　27-30公斤

● 越是低頭，頸椎承受的壓力越大。此外，
長期使用舉肩不超過60度也很重要。

❤ 醫典小叮嚀

頸椎過直如果有胸悶、咽部異物感等神經
症狀，合併使用中藥可以內外兼治。此時
就會使用半夏、陳皮、枳殼、連翹等紓解
胸悶、咽部卡緊的中藥。

2-3 吃飯也會受傷？顳顎關節炎

動作：咬硬物、講話、疲勞
症狀：顳顎關節炎

曾先生看起來身體沒事，但看診時卻用手摀著左側下巴，說是只要嘴巴一張開，耳朵前面的關節就會痛，甚至還影響到吃飯、講話。曾先生這樣的病人不多見，但每月總會有1、2例，問題很簡單，其實就是負責咬合用的關節錯位發炎了。

下巴掉下來了

顳顎關節其實是常動關節，講話、咀嚼幾乎無時無刻都需要動作。

人體的上下顎骨之間有軟骨，周圍是深層和淺層嚼肌，沿著耳前往上在太陽穴附近，另有一片顳肌，是讓顳顎關節活動用的主要肌肉。（見下頁圖2-3A）

顳顎關節脫位問題有些人是偶發，有些人是習慣性

圖 2-3A 顳顎關節結構圖與穴位

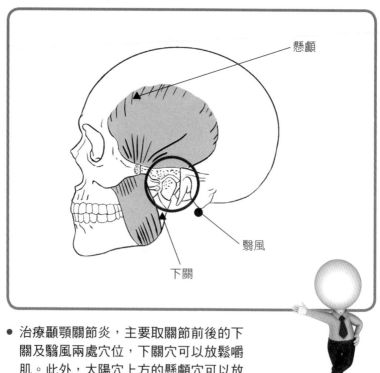

懸顱

翳風

下關

● 治療顳顎關節炎,主要取關節前後的下
　關及翳風兩處穴位,下關穴可以放鬆嚼
　肌。此外,太陽穴上方的懸顱穴可以放
　鬆參與咬合動作的顳肌,也是治療頭痛
　常用穴位。

的,問題的產生有可能是疲勞、外力撞擊、咬東西太硬、
或者先天牙齒咬合不齊造成的錯位,平時可能只有咬合錯
位的感覺。

　　因為靠緊耳朵,因此可以聽到肌肉彈響聲,急性期的

時候，軟骨或是肌肉會發炎造成腫脹疼痛或痙攣，不能極限張合。

顳顎關節脫位，或是顳顎關節炎發生的原因

肇因於齒列咬合的問題，一般都會由牙醫處理，會來中醫門診的通常是偶發性的病人。常見的好發條件如下：

- 體虛，如疲勞、睡眠不足、落枕
- 容易緊張，使肌肉緊繃
- 過度使用，如咬硬物、長時間演講說話

一般3項裡有 2 項便容易引發。體虛是治療這一類患者首先要改善的部分，可以使用適當的中藥或是改變生活習慣，但最好的方式還是養成運動習慣，鍛鍊身體並減少發炎的機率。

充足的體力讓肌肉能夠正常作用，增加肌肉使用的效率和耐力。

復原與預防方法

前面有提過頭頸部、前胸、後背的肌肉可以視為一個系統，常見的頸部肌肉緊繃與顳顎關節也有高關聯度，容易

肌肉扭傷的病人可以針對頸部做肌肉放鬆（見圖2-3B），並避免久坐趨前和低頭。

此外，晚上良好的放鬆和睡眠，可以抵銷白天留下來的許多問題。

顳顎關節脫位慢性期，如上述內外兼顧就可以慢慢改善；若急性期同急性扭傷，就要先處理發炎腫脹的問題。如是撞傷或是咬得太大力，先保護好傷處關節，前6小時可先用冰敷止痛，食物改以流體為主，可以嘗試放鬆頸肩部，但不要按壓疼痛的部位。

仍不能自癒只能就診，急性期的顳顎關節脫位是可以復位的，這部分就必須請專業人員處理。

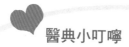
醫典小叮嚀

容易造成顳顎關節脫位的食物有：堅果、魷魚絲、嚼口香糖、嗑瓜子、啃骨頭等，咬食物以外的硬物也易犯。

頸部鬆動術

圖 2-3B 按摩球按摩嚼肌、顳肌

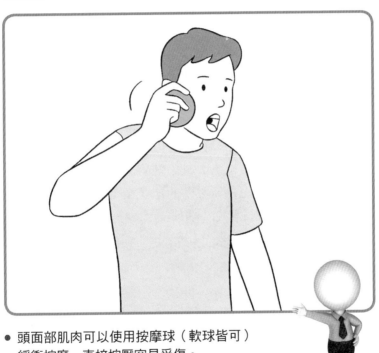

● 頭面部肌肉可以使用按摩球（軟球皆可）
　緩衝按摩。直接按壓容易受傷。

2-4 吃蘿蔔與翻船：急性扭傷與挫傷

動作：打球、跑步、跌倒

症狀：（急性關節發炎處理）手指扭傷、腳踝扭傷

王小弟是小學生，放學被父親帶過來看門診。他白天打籃球時搶籃板，中指第2個關節受傷，腫了一大圈。也就是俗稱的「吃蘿蔔」。

同天診間還有個病人，大他兩歲的徐小弟，平常喜歡踢足球，經過白天激烈的比賽後，他的右腳踝腫了一大圈，他說是發生「翻船」了。

一手粗一手細？

吃蘿蔔和翻船，都是俗話或校園裡對急性扭傷的說法。吃蘿蔔是指手指的關節承受外力，造成急性發炎的狀態，指關節從甘蔗變成蘿蔔。（見圖2-4A）

王小弟發生在手指算是輕症，如果處理得好，1週消腫、2週復原。如果處理不好，發炎的地方很可能好長一

圖 2-4A 吃蘿蔔（指關節扭傷）

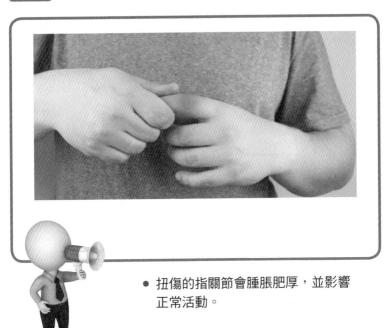

● 扭傷的指關節會腫脹肥厚，並影響正常活動。

陣子都會腫一圈，握拳或特定角度屈伸都會覺得不對勁，影響握筆、投籃。

另外，常發生急性扭傷又容易有後遺症的，即是腳踝。腳踝扭傷也常見於校園，俗稱翻船。

腳踝有全身最厚的韌帶層覆蓋內外兩側，所以輕度的翻船（見圖2-4B），可能甩個幾下過幾日可以自行復原，但瘀血嚴重的翻船，厚實韌帶的存在反而使消腫變得困難，加上容易錯位的腳掌骨拱起，足弓構造複雜，很容

易因消腫不完全引發後遺症。

　　徐小弟很關心腳踝何時復原，能否趕得上比賽？徐小弟處理很及時。一般門診，若遇到像徐小弟這種中重度踝扭傷的病人，若能2週消腫，4週可復健痊癒。若超過2個月才求醫，就不能保證處理到沒有後遺症了。

圖 2-4B **翻船（踝關節扭傷）**

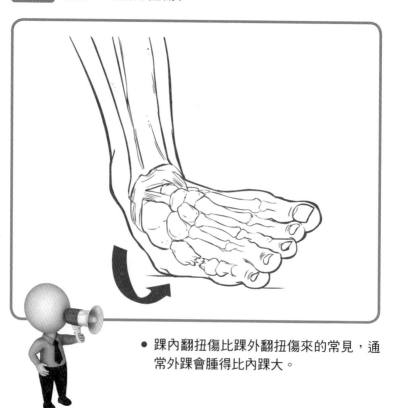

● 踝內翻扭傷比踝外翻扭傷來的常見，通常外踝會腫得比內踝大。

四個處理原則

● 評估

　　王小弟和徐小弟一來報到，我們要先評估這個傷是否有危險性，像是出血或是骨折，有出血就先止血，並需要處理傷口防止感染。

　　骨折會出現瘀青、變形的狀況，但仍不能只憑外表判斷，若懷疑就請他們先去照 X 光檢查，排除沒有變形但有骨裂的狀況。

　　如果自己在野外無處可求醫，有骨折的可能就需要先固定，金屬片、壓舌棒、筆桿、野外的樹枝等都可能是固定的材料。保護傷處不被撞擊，並迅速就醫。

● 消腫

　　消腫是急性扭挫傷處理最重要的事情，影響後續復健時間長短。一般消腫的方法最有效的不是冰敷熱敷貼藥布，而是物理加壓。一共有以下四個步驟：

　　第一層：先包覆藥布止痛消炎，藥布的使用時間因種類而異，濕藥布藥效較迅速，但使用時間較短，必須4小時左右就拿下來，以防止皮膚過敏出疹（見圖2-4C）。水性或乾藥布可貼敷時間較久，半天內都不容易引起過敏，比較好配合長時間加壓。

圖 2-4C 急性踝扭傷加壓包紮法　步驟1

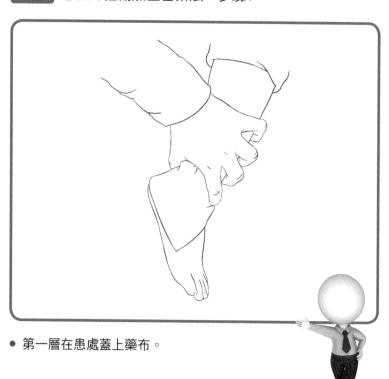

● 第一層在患處蓋上藥布。

第二層：找出有瘀血腫脹的部位，使用加壓墊貼附並固定。容易瘀血的地方，在手指是兩側肌腱，在腳踝則是內外踝周圍、足背趾蹼處、跟腱兩側等處。（見圖2-4D）

圖 2-4D 急性踝扭傷加壓包紮法　步驟2

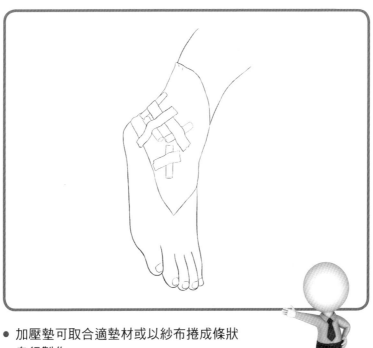

● 加壓墊可取合適墊材或以紗布捲成條狀自行製作。

第三層：以適當力道敷上彈繃，作為加壓墊的壓力來源，不可過度擠壓造成血液不流通，差不多是將彈繃鋪起蓋上的力量。（見圖2-4E）

圖 2-4E 急性踝扭傷加壓包紮法　步驟3

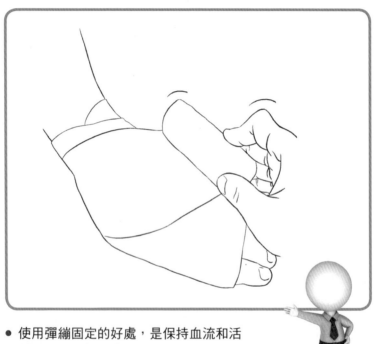

● 使用彈繃固定的好處，是保持血流和活動空間，比起石膏固定，可以大幅縮短後續復健時間。

最後一層，再以網套固定即可完成。傳統材料雖簡陋，但此種包紮方式不同於傳統石膏固定，保留了血液的流通，挫傷部位的癒合終究還是要靠血液的濡養。

此種包紮法同時保留關節，在消腫期間不耽誤復健活動進行，可以復原得很快。這種處理方法很有彈性，若有骨裂加上鋁板固定傷處亦可處理。

圖 2-4F 急性踝扭傷加壓包紮法　步驟4

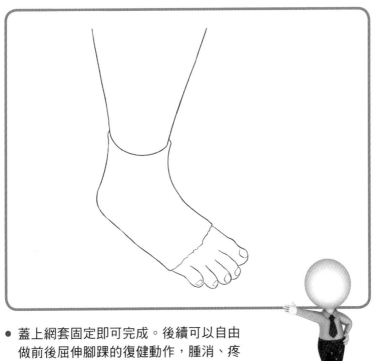

● 蓋上網套固定即可完成。後續可以自由做前後屈伸腳踝的復健動作，腫消、疼痛減輕後，再進行踝部內外翻、小跑步等進階復健動作。

● 止痛

止痛對患者來說是最迫切的，王小弟年紀比較小，他最關切的不是多久會好，而是怎樣做才不會讓手繼續痛。冰敷熱敷是最直觀兩種止痛方式，急性扭挫傷適合在初期6小時內冰敷，後續治療過程中就不建議，包藥布或是吃藥效果更好。

● 正位

正位的工作要在消腫止痛程序已完成的狀態下進行。正位的工作，又回到一般傷科處理原則，將受傷的部位歸入活動用的系統。以徐小弟來說，他腳踝扭傷2小時放學後就來看診了，但我們在檢查之後，還是發現他的左側下背部有明顯凸起及按壓痛點。

徐小弟說他那裡並沒有舊傷史，猜想這2小時的時間，徐小弟可能因為右腳痛，身體自然的代償行走和站立時讓重心左傾，使得左臀部肌肉略微腫起，骨盆也稍稍往左後傾斜，因此即使傷勢發生在腳踝，亦使他左下背也有所不適。

王小弟症狀輕微，但後期也可以在他的肘關節裡面凹窩找到壓痛點。無論是兩位小弟或者所有扭挫傷患者，檢查整個系統之後作出正位的治療方能達到完全復原。

復健期的自我工作

撐過急性期後面的工作就較為輕鬆，錯位的部分仍須到診所進行治療，也可以開始進行自我復健了。王小弟的指部的按摩不需要用力，它的肌肉比頸部、臂部的還要來的更細而容易受損，所以用「撥」的就綽綽有餘，甚至只要有休息不去動它都可以恢復得很好。

徐小弟腳踝的復健需要時間就比較久，第2週、第3週訓練腳踝前後左右的屈伸活動，前後屈伸較為容易，到可以正常行走後開始鼓勵他恢復小跑步的練習，復健順利的話最少第5週之後才可以回到球隊恢復隊訓，嘗試劇烈運動，如此日後才不會有後遺症。

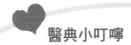

醫典小叮嚀

急性期想要處理得快，可以配合使用桃紅四物湯、五癀（音：黃）散，加上藤類藥（如雞血藤）使用，這一類藥物對於急性消腫、止痛極有效。

2-5 銀髮族滑倒預防與照顧

動作：滑倒

症狀：頭部、肩部、胸肋、髖部挫傷及骨折

年近80歲的吳爺爺由家人推著輪椅來看診，這一年爺爺常跌倒，儘管家裡地板已經舖加軟墊，仍不能防止受傷的發生。爺爺傷到過的部位有頭、腰以及胸肋。跌撞傷的發生是否有跡可循，是否可以預防，以及最重要的是如何照護？

跌撞傷的流行病學

會推著輪椅來看診的老年人最多有兩類：一種是中風患者；另一種是跌傷患者，比例比中風還要更高一些。銀髮族居家跌傷機會比很多人想像中得高，只因跌傷有輕有重，重度跌傷的那一群才比較會被正視。根據一些統計，一半以上的有年長成員的居家環境，並無預防跌傷發生的準備。

跌倒理論上可以發生於任何年齡層和任何場合，但實

際上最容易發生於像吳爺爺這樣的銀髮族，重傷比例以臥室、浴室最高，客廳、樓梯間居次。

吳爺爺累累的傷史，恰是老年人身體容易與外界碰撞的地方。如果是跌落地面，一般人可以來得及用手撐地，年長者反應較慢，就直接傷及較無保護的腰臀部位或頭部。而橫向撞傷的機會，也不比與地面碰撞的跌傷少，肩膀、胸肋部位較容易傷及。

小朋友也容易發生跌撞傷，比成人更容易傷到顏面部、手肘。手肘部位的鷹嘴突特別脆弱，是容易發生骨折的位置。

輕度跌（撞）傷可以只是皮肉傷，傷口照護並等待瘀血散開約1至2週的時間即可。中等程度可造成比較不能自癒的扭挫傷，跌傷後的問題不容易在第一時間表現出來。跌（撞）傷發生後，第一時間承受到的疼痛多來自於直接撞擊的部位，或是開放性傷口；扭挫傷受影響的肌肉關節疼痛可能要在第2、3天甚至1週後，才開始有痛覺。

處理扭挫傷如同前篇所述，初期消腫消瘀最關鍵，後續治療只要能夠及時，並不會比因工作勞損的傷害來得難以恢復。胸肋、鎖骨部位的挫傷比較難處理，胸肋部位肌肉薄（僅有呼吸用肌肉），骨頭神經多，疼痛會游移無定點。

門診上主要會取經絡循行部位做腹部針灸，避開胸口。自我按摩方式可以配合吸氣使提肋肌浮出來後左右橫

移輕按，忌重按。

重度的跌傷可能會讓骨折發生，造成肢體明顯得變形和嚴重的瘀塊；或也可能有骨裂的狀況，不容易從外表觀察，需要進一步影像學檢查。骨折之中髖部骨折又是跌傷傷處中的重中之重，髖骨及周邊神經血管系統過於龐大以致於治療後，也難以完全還原原來功能，1年內死亡率逼近20%。

年長者重度跌傷骨折風險高，發生跌傷後的影像學檢查不分外表輕重就醫必做。

跌撞傷的預防

跌（撞）傷像內科疾病的性質，難以預測但並非無法預防。過了5、60歲以後骨質流失，肌力、關節退化，普通力量的衝擊就足以造成嚴重傷害。至70歲後認知功能、動作、反應能力的減退又讓發生跌傷風險因素大幅增加。能夠減少跌傷風險，可做的事包括以下幾項：

1. 自主保持運動習慣，使肌力、反應、動作協調能力不至於隨年齡減退。

2. 多到戶外活動、曬太陽幫助維生素D吸收，而維生素D與鈣質吸收有關。結合第一項，戶外打太極、體操、健行對於肌力、平衡、身心各方面都是很好的保養。

3. 飲食選擇：芝麻、魚乾、堅果類是鈣質吸收來源。新鮮蔬果裡的維生素C是膠質的合成原料，可以減緩軟骨退化速度。漿果類藍莓以及香辛料薑黃則能預防失智。薑、蒜、深色蔬菜則能強健心血管。

4. 無障礙環境：無障礙的環境包括充足的光線、防滑的地板，最少的障礙物。有年長成員的家庭可,以加裝感應燈,防撞條、防滑軟質地板、以及扶手等。

這點像是吳爺爺的案例，女兒說他是人老心不老，尤其不會對著日常簡單的事情服輸，如何周全照顧、規範行為，跌傷還是反覆發生，要根本解決不如將環境弄得更安全。

5. 保持肢體溫暖：血液循環順暢可以使行動較為靈活，不容易抽筋，對周遭也能夠更專注，便不容易跌倒撞傷。可以利用睡前泡腳，或穿襪，或求助一些中藥補足氣血脾腎。

跌傷後的照顧

吳爺爺的家人更關心居家如何照護的問題，重點包括以下幾項：

傷處照護：開放性傷口需要每日換藥並防止感染，在軀幹部位的傷口躺姿時容易受到壓迫，注意睡眠翻身。骨

折、骨裂會有固定用的護具，使用上需改變舊時習慣的姿勢如睡姿，考驗照顧者。

保持循環：肢體活動停擺的狀態，容易因為循環問題導致麻木、水腫、萎縮。下肢血流需靠肌肉的收縮回流心臟，停滯久了靜脈曲張的規模會加重，並容易發生水腫。可以外力協助四肢屈伸，或按摩、熱敷、泡腳。亦有中藥可以調養。

恢復活動：家人照顧吳爺爺的目標，是不久後能夠讓他恢復自主活動能力。吳爺爺傷的主要是左側，右腳能夠使力後，他最先可以恢復移動能力，如果右手能夠舉起，那之後的日常功能將有八成能夠自理。

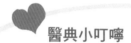

醫典小叮嚀

對於已發生跌傷的老人家，想要使用中藥調理，大補元氣的人蔘養榮湯會是後期首選，可以使用水煎藥。若有骨傷待癒合，可以添加骨碎補、續斷、蘇木等幫助骨頭癒合。

扶物平衡練習

圖 2-5A 恢復平衡能力復健運動

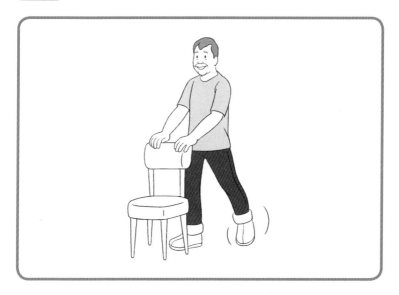

- 初期輪椅轉換到助行器階段,練習扶物站立並短距離行走不跌倒,從10公尺,每日拉長距離。

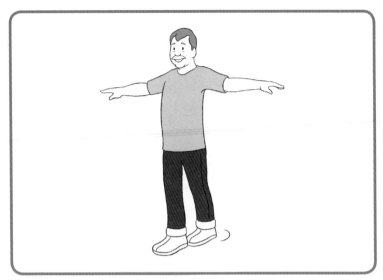

- 可以行走10分鐘以上後嘗試移走助行器，自己尋找平衡感行走練習，此步驟以後建議要家人陪同。

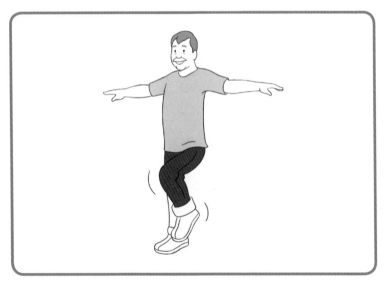

- 若能順利行走，嘗試在安全場合練習單腳站立（80歲以上可以蹲馬步代替）；若可以單腳站立5秒，則可以恢復大部分日常活動。但這動作必須反覆練習。

NOTE

如何排除「運動」
會引發的痠痛？

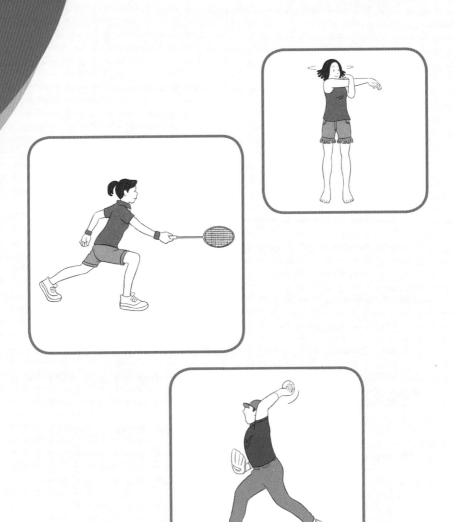

引言

運動的定義與迷思

　　我常常在門診中推廣運動，總是會聽到像這樣的回答：我每天都到田裡工作，這樣算不算運動？或說：我每天傍晚都去散步、去爬山，這樣算運動吧？由此，我們反推兩個問題：

- 運動的好處是什麼？
- 運動與一般活動、勞動的差別是什麼？

運動與中醫養生——從補氣講起

　　補氣是中醫用語，是指讓身體壯實，使其能夠抵禦外界變化或侵犯。補氣可以靠藥物，但用藥講求是否能維持身體平衡，現代人體質多虛多熱，所以在大部分人身上開一味補藥，往往需要使用更多調和身體狀況的前置方或佐藥，防止補藥吃進去身體就轉熱上火。更甚者在疲勞等特定狀態（如女性經前）下，是全然不適合進補的，常常會口乾舌燥，皮膚搔癢，身體發熱。

　　運動的好處，就是能夠在沒有上火風險之下完成補

氣，甚且能夠降火。

　　運動養生自古就被寫在內經上。可以鍛鍊身體肌肉、骨骼，增強對外抵抗力，使神色飽滿。適合於發育中的小朋友，鍛鍊體能的成人，保養身體的上班族，養生防病的老年人，各式各樣全部人類族群。

勞動與運動的差異

　　運動是一種為身體而做的休養與鍛鍊，這是跟工作勞動差異最大的地方。運動消耗的熱量，與勞動沒有分別，但勞動的目的在於完成一件事，為了完成工作，在很多事情上身體必須讓步，常常需要疲勞工作，或是遷就不當的姿勢，導致特定部位受傷，對身體反而負面。

　　更進一步說，人體有兩套自律神經系統，一個是工作時使用的「交感神經」，讓注意力集中且精神緊繃。另一個是進食、消化、睡眠和放鬆休息時，主宰全身的「副交感神經」系統，一般養生運動時使用的是副交感系統，身體放鬆狀態與休息時是一樣的。

　　總結，運動可以規避已經過度使用的部位，使其能夠復原，並鍛鍊比較虛弱或是需要特別鍛鍊的肌群，使其能夠承受日常所需。通過運動能夠鍛鍊心肺功能，減少心血管疾病的發生機率；可以抵抗過敏；而且還能放鬆情緒，紓解壓力，增進思考。

有氧運動、無氧運動

運動粗略分有氧和無氧兩大類。有氧是指正常使用氧氣，順暢呼吸不會喘的運動，通常較為緩和且需要長時間而有節奏的模式，像是散步、慢跑、爬山、游泳、自行車、舞蹈、瑜珈等項目。

無氧運動是指瞬間爆發的運動，身體在沒有正常氧氣供給狀態下，短時間內大量消耗體能，通常不能持久，過程中需要大量的氧氣（因此會喘），產生大量的熱（因此冒出大量的汗），消耗大量的熱量，像是短跑、舉重、重訓、跳高跳遠、仰臥起坐、伏地挺身等。

有氧運動的門檻比較低，年紀大也有辦法進行，無氧運動能量代謝的效果比較好，適合特別鍛鍊體能或者減重的族群。

養生運動與競技運動

另外，我們常看到的競技類型運動其實不同於養生運動。競技賽場上運動的目的在於榮譽、紀錄、自我挑戰，或涉及更複雜的職業運動員合約和運動生涯，一般的養生保健知識並不適用。

職業運動員的體能巔峰僅有十多年，大多數選手40歲前會選擇退休。更常發生的情況：一些大傷後原需要充分

休養數年，但因生涯考量，選手會選擇或被建議提早回到賽場，承受重複受傷的風險。這部分就跟我們認知的養生運動有所不同。

有鑑於此延伸出來的運動醫學，考量與一般醫學關心的點有所差異，重心在如何增進體能、如何突破自我極限、如何延長運動週期避免運動傷害。受傷發生時的治療手段，也會有所不同。在術後也有很完整的復原和復健菜單，幫助運動員在最短時間能夠回到賽場。

運動是現代人追求健康必要的課題，也是最好的路徑。如何對所選擇的運動有正確的認知，減少受傷的風險，以及已傷及的部位應該怎麼檢查和整復，是下面幾篇我們圍繞的兩個主軸。

最佳運動體態

有些人可能會因為顧慮身體狀況而規避運動，但其實評量一個人有沒有靈活的運動能力，最基本的要求僅是體重、肌肉發展跟得上身高。

因此，身材太高太矮未必就不能勝任特定運動。身材的保持及肌肉的鍛鍊，是眾人皆可以為之的事情。

何況，在很多運動領域，要成為一個優秀運動員的條件，身材以外的反應、協調、判斷能力都是重要的參考依據。

表3-1 台灣人最常選擇的運動項目

排名	項目	比例（％）
1	散步／走路／健走	55.2
2	慢跑	21.6
3	爬山	13.2
4	籃球	9.8
5	伸展操／皮拉提斯／瑜珈	9.6
6	騎腳踏車	9.1
7	在家健身訓練	7.1
8	遊泳	6.4
9	上健身房	6.1
10	羽球	5.2
11	武術類	3.8
12	有氧舞蹈	3.0

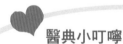

醫典小叮嚀

極端的胖瘦高矮，都會影響身體的靈活度且容易
受傷。一個人是否在標準體態，可以透過BMI
和體脂肪百分比來評斷。

排名	項目	比例（％）
13	排球	1.5
14	桌球	1.4
15	上運動中心	1.2
16	民俗／土風舞	1.0
17	公園／社區運動器材	0.8
18	棒球	0.7
19	網球	0.7
20	高爾夫	0.6

- 技擊類（0.5%）、舞蹈（爵士、拉丁、國標）（0.5%）、街舞、啦啦舞
（0.5%）、壘球（0.4%）足球（0.2%）、釣魚（0.2%）、級限運動（0.2%）、
槌球／木球（0.1%）、衝浪（0.1%）、潛水（0.1%）
- 其他運動項目：衝浪、獨木舟、划船等等。

醫典小叮嚀

- BMI 值計算公式：體重（公斤）／身高（平方）
例如：一個體重 52 公斤、身高 155 公分的人，BMI
為 52 ／ 1.552 ＝ 21.6
- 正常的 BMI 在 18,5-24 之間
- 體脂肪：必須以體脂計測量，一般男性小於 20%
最好，女性小於 25% 最好，數字壓愈低表示肌肉
愈精實。

3-1 散步與足底筋膜炎

易傷部位：小腿、足部
潛在的危險：足底筋膜炎

　　散步是最接近休息的運動。散步時，副交感神經主宰全身，感受著光線和風，非常適合思考。康德、尼采、梭羅都是喜歡散步的哲學家。

　　徐張阿嬤膝關節退化，行動不是很方便，但說起她運動量少的時候，總是不服輸表示：「阮逐工攏行一點鐘的路啦（我每天都走一小時的路）。」

　　阿嬤這次回診，說她腳跟外面那邊麻麻的，早上起來疼痛尤其明顯，過了半小時疼痛又會消失，直到她去散步回來又痛得厲害。

徒步旅行的大敵：足底筋膜炎

　　足底筋膜炎不僅是阿嬤的易發問題，大家都有徒步旅行的經驗，出國一天、走超過10公里，回到飯店覺得足底抽痛，睡了一覺隔天早上起來又更痛了，解決不了，只好下次放棄徒步。

　　足底是走路最容易產生問題的位置，它在身體最底

部，接觸各種路面，乘載最多重量。足底筋膜炎痛起來常常會連帶痛到跟腱、小腿；若是仔細檢查，膝部韌帶、大腿、臀部都可能有按壓會痛的點。（見圖3-1A）

足底筋膜炎也發生在許多運動之中，像是跑步、足球、籃球、舉重等都容易引發。它跟抽筋，都是一般人會因行走機率較高而發生的兩個問題。

足底筋膜炎發生的原因，可以分為三部分討論：

1.肌耐力的耗損：每個人一天可以行走的距離是有限的，現在的手機有計步和里程數的功能，可以自我評估平均和極限大概在哪裡。一般人大約走一萬步就相當於7到8公里，連續行走超過一定距離就容易造成足底筋膜炎，這部分可以靠鍛鍊而提高。

若像徐張阿嬤這樣，腳本來就有舊疾，每天卻總是走1小時約3公里的路，實已超過能承受的限度。

2.體重或負重：這類病因在運動員身上較為常見。籃球員噸位比一般人大，加上賽場高強度的跳躍、碰撞，發生足底筋膜炎的機會就高於一般人。其他像是舉重運動或從事負重工作、旅行攜帶行李行走等發生的疼痛，也是屬於這一類。

3.舊傷錯位：有時候只是走了一小段距離也沒有負重，就造成足底筋膜炎，有可能是因為下肢的結構無法平均分攤壓力。

圖 3-1A 腳踝與重要穴位

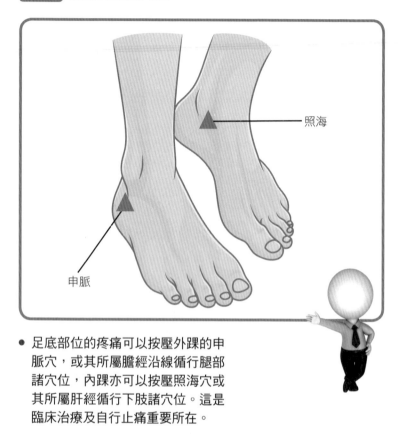

照海

申脈

● 足底部位的疼痛可以按壓外踝的申
　脈穴，或其所屬膽經沿線循行腿部
　諸穴位，內踝亦可以按壓照海穴或
　其所屬肝經循行下肢諸穴位。這是
　臨床治療及自行止痛重要所在。

　　　大部分的足底痛在於足跟一圈，正是乘載最多重量的
位置。少部分人疼痛會在腳拇趾基部、足弓內側的地方，
這可能最直接就跟拇趾外翻或是受損的足弓結構有關，這
些小型結構的錯位或長期用腳習慣的偏差，會造成重心在
足跟以外的地方，表現在某些人鞋底總是有特別容易被磨

損的部位。

　　腳是否能完全垂直站立，將重量沿著股骨和脛骨中心粗厚處傳遞，是一個檢查的線索，只要腰際、骨盆出現些微位移，就有可能影響整個下肢的活動。像是阿嬤先前的膝關節問題，使她的腳呈現O字形內翻的狀態，所以她足底的疼痛發生在足跟外側比較多。

正確的走路姿勢

　　散步要能夠走得長久，需要正確的走路姿勢，以及適合走路的鞋子。

　　正確的走路姿勢有幾個重點：（見圖3-1B）

　　1. 讓所有肌肉放鬆，在自然使用各個關節狀態下完成。而不是像閱兵那般拘束地挺胸縮小腹高跨步。

　　2. 身體的縱向應該順著脊椎的曲度，不彎腰不低頭，亦不特別仰頭或挺胸，僅注意保持直立狀態。

　　3. 身體的橫向則使左右平衡，腳尖正朝行走的方向不內外偏斜，微幅擺動髖部、感受力量經過膝部到達踝部、足底。

　　4. 另外，感受到的另外一條力線則在肩膀，沿著上臂，傳到下臂以至手腕，自然擺動雙手，擺幅可以高約45度，或高或低，以不拘束不費力為原則完成。

正確的走路姿勢

圖 3-1B 正確的走路姿勢

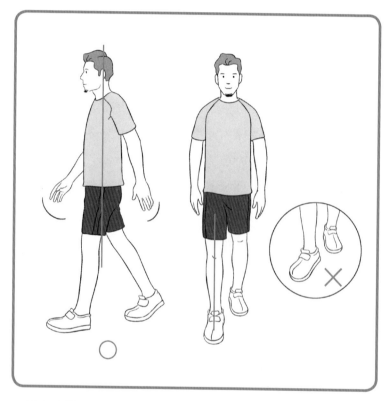

● 行走時縱向要能一直線，橫向左右平衡。可以順著步伐自然擺動雙手至45度，有助於同時放鬆上下肢的筋膜系統。

哪一雙鞋子最適合走路？

普通行走而言，一雙鞋子的鞋底最重要，不能太薄，若會感受到路面的凹凸是不能久行的。適當的軟硬度，有能夠依腳形和足弓塑型的鞋墊最好，但也不必花大錢特製，站得穩即可。此外，要讓腳底能夠保持自然水平，不前傾後傾。

鞋身材質不要太硬，能夠包覆足背、腳踝為佳，合腳最重要，合理的貼緊包覆，不感受到擠壓。腳趾前方空隙不必太多，能讓足趾在休息狀態下順利伸直展開即可。有高足跟的、鞋尖太窄的，都不符合以健康為訴求的需求。

凡是需要行遠路就要穿襪子，能緩衝腳與鞋之間的齟齬。另外，在特殊場合如水邊或雪地，鞋子要能防滑防濕，工作鞋或是室內鞋要能夠透風。

克服足底筋膜炎

若已患足底筋膜炎，有四點要特別注意：

1. 穿的鞋必須更講究，即使在室內行走或是臨時出門，也不要穿薄底或硬底的鞋子。

2. 若出國旅行時發生足底筋膜炎，晚上休息時，可以使用藥布貼在腳踝、足跟或是小腿痠痛的部位，通常剛

發生可以馬上緩解。切記不要直接貼在足底妨害行走。

3. 可以尋找小腿部位緊繃的「筋結」處，做輕度不重壓的安撫式按摩幫助緩解，不需要熱敷或是冰敷。這類筋膜炎熱敷會增加疼痛，冰敷會妨害復原。

4. 影響到腰部的筋膜炎，腰臀會有痠痛區域，可以直接按摩或抱腳至胸口的方式。鬆解該處肌肉。

輕微的筋膜炎，在充足休息、發炎反應結束之後可以復原，而嚴重的足底筋膜炎，一般治療則需要4到6週的時間。

醫典小叮嚀

競走：

競走是一種長距離的快速行走運動，與跑步不同，被禁止行進途中雙腳同時騰空離地，這項運動最容易傷及的肌膜炎部位，不似一般走路或跑步蹬地時，壓力所在的足跟及跟腱，而是在需要貼的時間最久足趾基部部位。

3-2 長跑與髂脛束損傷

易傷部位：髂脛束、足部、膝蓋

潛在的危險：髂脛束發炎、跑者膝

人類演化出直立行走的好處之一，是移動耗損的能量，比四肢行走的動物少了八成。加上良好的排汗散熱系統，人類天生有比其他物種可以行走更久的耐力，有能力可跑上幾十個小時。

長跑運動吸引許多像范先生這樣的人。范先生來看診的主訴是：大腿兩側的痠痛，從臀部一牽連到大腿、至膝部外側上方，他說從跑完46K後的幾天，感到最不舒服。

跑步最容易引發疼痛的部位

跑步主要是腰部及下肢肌群的運動，並配合腰腹部及脊椎兩側肌群，協助穩定腰椎及整個身體，並依照需要完成高耐力或者高瞬間爆發力的動作目的，各有所倚仗的系統。

長跑考驗的肌群是平時用來抬腿走路的系統 —— 臀

部、大腿部位為主，所以大腿、腰部、腹部肌肉最發生痠痛。若途中加速，容易傷及膝蓋和小腿，若是跑速較，慢則如同散步，易傷部位落在腳踝及足底。（見圖3-2A）

范先生的問題，即是兩側大腿外側的髂脛束痠痛，髂脛束是髖部外側兩塊肌肉──臀大肌和闊筋膜張肌延伸的筋膜結構，從髖部沿著大腿外側一直到膝蓋，涵蓋了下肢

圖 3-2A 髂脛束位置與重要穴位圖

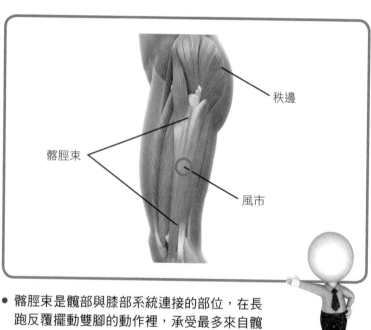

秩邊

髂脛束

風市

● 髂脛束是髖部與膝部系統連接的部位，在長跑反覆擺動雙腳的動作裡，承受最多來自髖關節的壓力，是長跑運動最容易損傷部位。髖部的秩邊、大腿正中央的風市是最重要的兩個治療用穴位。

最大的兩個關節，需要彎曲膝蓋的活動都可能會摩擦到它，引起發炎。

髂脛束發炎的治療

髂脛束發炎時，除了有范先生說的症狀之外，臀部的肌肉、膝關節外側以及髖關節，都可能會有明顯壓痛點，疼痛也會影響平時走路。

因此治療上，重點是髖關節正位以及放鬆周邊的肌肉，尤以臀大肌、臀中肌等包覆髖關節的肌群特別重要。髂脛束疼痛，有時只是因為疲勞引起的筋膜急性發炎，在壓力減輕、停止摩擦後可以自然緩解，若累積久了變成反覆慢性發炎，則需要好好評估做整體治療了。

平時可以使用按摩球，沿髂脛束按摩薦髂關節及臀中肌。或是將大腿貼近胸口抱住，接續內旋動作，以達到伸展髖關節及大腿外側肌群、筋膜的目的。（見圖3-2B）

伸筋動作可以躺著做，也可以坐著或站著做，適合跑步前暖身。

長跑沒有極限，如何訓練？

訓練有素的馬拉松選手，髖關節往往不再是問題，他們的腰部很穩定，不容易因為跑步疲勞而鬆脫錯位，這部

自我復健運動

圖 3-2B 臀部按摩球運動，10～15分鐘

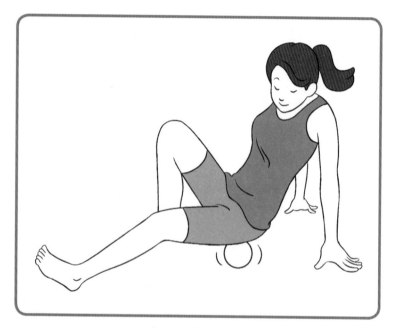

- 針對痛處按摩球仍然可以扮演很好的工具，沿著髂脛束從臀部
  到大腿按摩，即使在急性期亦可施行。

分去訓練核心肌群會有幫助（見重訓篇）。

另外跑步姿勢、出力是否順利、配速、節奏都是重要的。幾百公里的極限馬拉松每天跑十幾個小時，到這個階段重點已經是氧氣、乳酸生成控制、和電解質的維持了。

長跑是有氧運動，若僅以健身為目的，找安全的場地與一雙合適的慢跑鞋最重要，距離從可從2公里慢慢加上去，步伐不求快但求節奏穩定、腳步不偏移，以一個能夠正常呼吸而不喘的速度作為極限，姿勢比起散步的差別，在於下半身的動作要更穩定有規律。另外，跑平地要比山路好，而能夠維持長久的興趣，慢慢累積經驗最重要。

若想更進一步，可以找個同伴或者教練，共同分享心得。像范先生就有一整團喜歡慢跑的隊友。有痠痛情形發生可以整理出原因，也可以找醫師討論，找出潛在錯位或錯的習慣姿勢。

醫典小叮嚀

跑者膝：

指的是髕骨不正常軌跡的滑移，輕則疼痛，重則髕內翻或外翻，長期影響下肢行走或站立的正常受力。有時候是腰部骨盆結構導致，例如骨盆較寬的女性。久坐、久站或是突然增加跑步里程，導致髕骨周圍的韌帶受力不正常而引發。

抬腿伸展運動

圖 3-2C 抬腿抱胸內旋運動，10～15分鐘

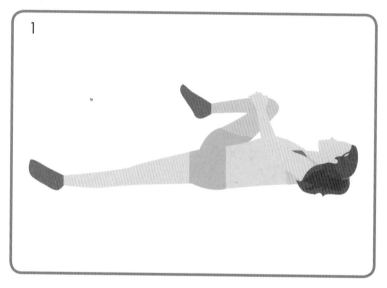

- 這動作亦可站著做：找與腰部同高的支撐，同樣抬單腳，膝關節伸直，向該側彎腰，身體反覆下壓，換邊。一側約2～3分鐘。

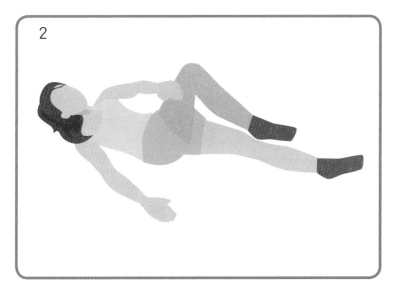

- 將大腿貼近胸口抱住，接續內旋動作。（內旋動作是指將大腿、膝蓋朝另一腿部方向伸展，用以鬆解臀部外側肌肉及筋膜；若是外旋，則用於鼠蹊部或大腿內側肌肉緊繃。）

3-3 爬山與膝關節

易傷部位：膝蓋

潛在的危險：膝關節退化

> 徐小姐最愛登山，才剛挑戰合歡西峰回來。她說：最近右側膝蓋不舒服，沒有明顯外傷，但略顯腫脹，疼痛在關節裡面，不能久蹲，坐著起身時膝膕部就痛到受不了。

登山的條件被設計在雙腳這些地方

台灣多山，在台灣像徐小姐一樣愛登山的族群僅次於散步和慢跑，約有13%，排名第3。

登山與慢跑、散步的差別，在於雙腳要面對崎嶇地形挑戰，對路況無法控制。就像車子如果沒有越野系統，就不能開到崎嶇的山路上，人爬山也是一樣。與在平地行走的狀況是截然不同的。

人類在直立行走的進化過程中，粗厚的髖關節、肥大的膝蓋、以及具有彈性的足弓，都是為了能夠在不同的地形條件下快速行動的演化結果。三個構造中，髖關節最強

圖 3-3A　膝關節結構圖及穴位

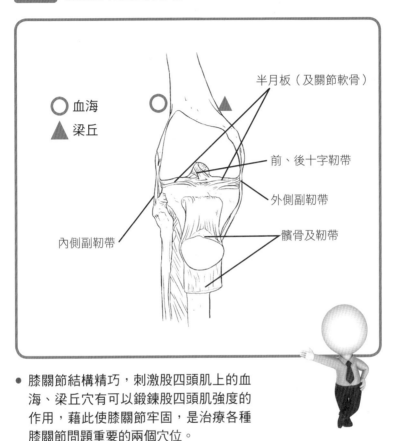

○ 血海
▲ 梁丘

半月板（及關節軟骨）

前、後十字韌帶

外側副韌帶

內側副韌帶

髕骨及韌帶

● 膝關節結構精巧，刺激股四頭肌上的血海、梁丘穴有可以鍛鍊股四頭肌強度的作用，藉此使膝關節牢固，是治療各種膝關節問題重要的兩個穴位。

大，提供下半身足夠的力量。足弓位於身體最底，拱狀的設計使其有穩定、防震、彈性的功能，為使結構牢固，周圍包覆最厚實的兩片韌帶。（見圖3-3A）

　　膝關節的設計則是講求精密性與可動性，是下肢關節裡功能最多，活動範圍最大的，容許各種屈伸角度，可以

做出深蹲、跳躍、攀爬、墊腳等各種複雜姿勢，可以因為不同路況調整出適合的動作，因為膝關節的存在，人類能夠協調雙腳克服各種地形。這樣的設計很完美，事實上如果今天要設計一個能夠翻山越嶺的機器人，以人類的雙腳為模板作為移動的方法，會比設計輪子、履帶來的更能省能與適應地形，但能量的耗損也會更大。

膝關節前面有滑動的髕骨，上下各有條韌帶把它懸浮起來，底下是滑液囊供它在膝關節上滑動，作為膝關節撞擊的保護以及動作輔助。膝關節內外側各有一條副韌帶將膝關節緊緊嵌住，使它不會左右方滑脫，外側更有前述強大延伸的髂脛束尾段保護。膝關節上面是股四頭肌，與底下的二頭肌、縫匠肌作為屈伸膝蓋的動力來源。

關節裡面有兩條前後方向交叉的韌帶，稱作前後十字韌帶，一方面讓膝關節不會上下崩離，另一面使關節能夠保持在中線。（見圖3-3A）股骨和脛骨兩大骨頭之間，有軟骨覆蓋，脛骨端墊有內、外側半月板，堅韌而支撐起身體的重量，使膝關節能夠禁得起如搗臼般的壓力。

然而膝關節有一個缺陷，不像髖部及足弓有層層的韌帶保護，使得這些精巧的結構相對容易受損或者退化。

下坡與上坡的難題

徐小姐疑惑地問：照這麼說的話，爬山對膝蓋的傷害

在哪裡？

　　下坡或是下樓梯是膝關節最容易耗損的時刻，舉凡軟骨退化、半月板受損、前後十字韌帶損傷、股四頭肌抽筋都容易因急速下坡而造成。當下坡的時候身體向前傾斜，重量壓往前方，為了維持身體直立不會滾下山，以膝蓋為樞紐的下肢前側，承受支撐了巨大的力量。

　　下山時，膝蓋承受的力量，包括體重、身體向前的加速力量，和減速止步支撐身體的力量，是一般時候承擔體重的8倍或者更多。如果是60公斤的人，下山時膝蓋承受的重量很容易超過400公斤。

　　上坡對膝蓋就友善得多；上坡的動作受力最大部位在後腳跟及跟腱，但舉步前進時重心不會放在後方，加之於足跟結構比膝蓋堅韌得多，最多造成足底筋膜炎或是跟腱勞損，而且爬坡速度通常緩慢，傷害很有限。

　　另外，會被忽略的是崎嶇山路上橫向的路面不平，譬如石塊、樹根或道路兩側有坡度的路面，若是在那樣的地方行走，常需要讓膝關節呈內翻或是外翻狀態配合行走，此時容易被損傷的就是內、外側副韌帶，及前篇說的髂脛束損傷、或髕骨脫軌的跑者膝。

膝關節退化

　　接下來，徐小姐切入正題問我：所以我是膝關節退化

了嗎？

　　膝關節退化（見圖3-3B），是指關節腔內的軟骨（包含半月板），久經不當姿勢或身體重量輾壓，退化磨損硬骨化的狀態。如同前述椎間盤長骨刺的進程，軟骨先是變薄，接著慢慢有骨刺結構，這段時間，膝關節腔會逐漸被壓迫緊縮，關節腔裡的神經、血管受到影響，便造成疼痛、灌流不足，損傷的組織開始發炎、發熱、肥大，終於影響活動。

　　膝關節退化後期，軟骨將會被磨損殆盡，兩塊硬骨之間沒有任何緩衝，嚴重的壓迫疼痛及卡緊，導致膝蓋無法再行走，通常只能以人工關節取代原有的軟骨位置，重新建立一個可以活動的區域，即膝關節置換手術。

醫典小叮嚀

- 聲名大噪的龜鹿二仙膠，適合於慢性膝關節退化的保養，而急性的膝關節疼痛吃龜鹿，因過於燥熱反而可能會加劇疼痛。
- 一些活血藥如小活絡丹，才會有止痛效果，常常會加上川牛膝以引藥下行至膝蓋。

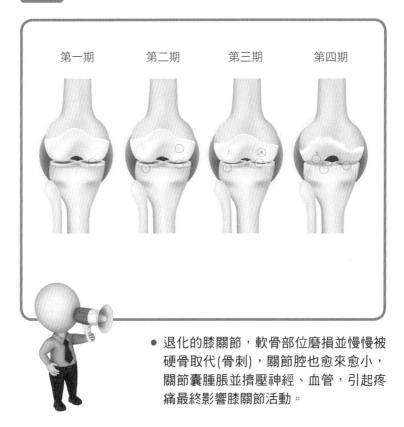

圖 3-3B 退化膝關節

第一期　　　　第二期　　　　第三期　　　　第四期

● 退化的膝關節，軟骨部位磨損並慢慢被
硬骨取代(骨刺)，關節腔也愈來愈小，
關節囊腫脹並擠壓神經、血管，引起疼
痛最終影響膝關節活動。

　　徐小姐的膝關節才開始覺得痠痛不久，外觀上變形不
明顯，雖尚未照過 X 光，可臆測還在比較好處理的前中
期。這個階段，不會因為疼痛而無法操作手法正位或復健
治療，有機會把膝關節周圍整頓一番。

　　治療前一般有幾個評估重點：

　　首先，膝關節周圍韌帶、髕骨是否有損傷。我們有很多方法檢查膝蓋周圍容易受損的五條韌帶和兩片軟骨。其次，膝關節的內翻或外翻，檢測歪斜錯位，是否使身體重量壓在非膝蓋中線的位置，其實，隨著年齡這條直線會開始長歪，是很重要的加速退化指標。（見圖3-3C）

　　再來，觀察臀部腰部施予患側右腳的壓力是否過大。以及身體其他普遍性的特徵，肌肉是否無力，或是過度緊繃等。

　　這些線索將決定如何治療。

圖 3-3C 膝蓋內翻、外翻檢測

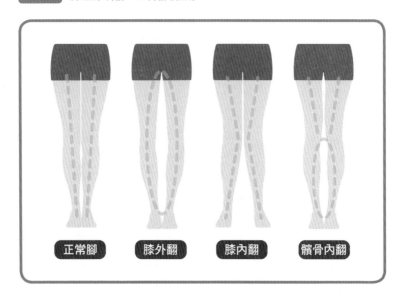

正常腳　　膝外翻　　膝內翻　　髕骨內翻

● 髖、膝、踝連線是判斷膝關節正位與否的根據。膝內翻（或髕骨內翻）的人站立時容易使膝關節內側疼痛，行走則容易使膝關節外側疼痛。膝外翻（或髕骨外翻）者則相反。

怎麼預防退化與鍛鍊

在正位及針灸治療之後，徐小姐覺得有所舒緩。我們囑託徐小姐，若是想繼續登山，可以加強鍛鍊股四頭肌，使膝蓋承受重量能力增加。躺姿抱腿向上踢腿，或坐姿前踢伸展數秒等。

這裡有個問題，膝關節疼痛發炎若進入疼痛無以緩解的急性期，重點就變成消炎止痛優先，所有主動復健活動得先暫停，以中醫來說，使用膏藥或內服清熱化瘀藥，是使能儘早脫離急性期的選擇，待脫離急性期再恢復慢性期的正位治療和鍛鍊，如此反覆到症狀解除。

此外，有些朋友會在完成膝關節置換手術後，來找傷科尋求復健，這類案例，在剛開完後的半年內很關鍵，若能遵照治療師囑咐，能夠徹底打開關節活動範圍，對於預後幫忙相當大。

但這段時間的膝關節屈伸活動，就像發炎急性期動輒劇痛，若無法抵抗劇痛，針灸以及淺層筋膜按摩會是讓新置換的關節及早重新活動可用的方法。

基於上述，我們知道體重、下山速度決定膝關節受到的衝擊力量大小，周邊肌肉強度與下肢力線方向則是膝蓋能撐多久的關鍵，於是我們有很多方法可以預防膝關節退化的發生：

1.下山下樓梯須慢行，重心留在後腳，前腳踏穩方可將重心往前，也可以拄登山杖分攤重量。

2.即使不是爬山，也不要沿著傾斜的路面行走，也不要以不正常的姿勢使用雙腳，避免膝蓋中線偏移。

3.訓練大腿、臀部、腰部的肌肉，可以蹲馬步，可以練核心肌群，強健下盤，使行走腳步更穩定。

4. 某些狀況減重可能是根本能夠減輕膝關節負荷量的辦法。

儘管考驗膝蓋，登山依然是相對安全的戶外運動。同徐小姐有許多朋友分享登山對他們帶來的好處，增進心肺功能，減少3高慢性病，而且讓體力變得更好。

醫典小叮嚀

攀岩：

- 某些比較難爬的山路程，包含攀岩的部分，雖有繩索，防護器具仍必須周全。攀岩時常容易有擦傷，手套是必備。
- 攀岩容易扭傷的部位，在於手指以及過度伸展的肌肉，需要極限伸展的動作，是受傷的主因。

3-4 自行車與臀部肌肉損傷

易傷部位：臀、膝蓋、肩頸

潛在的危險：梨狀肌症候群（臀中肌扭傷）

曹先生在疫情期間完成騎自行車環島，他說這是他的第3次環島，這次路程安排比較緊湊，只花了5天，但也導致臀部及跟腱疼痛，因此前來看診。

老少咸宜的自行車運動

自行車的運動族群不會隨著年齡層上升而有遞減，是老少咸宜運動之一。

自行車是肢體運動仰仗機械輔助最初步的運用，除了不容易受傷外，還兼具無氧和有氧運動的特點，可以因需求而調節。它有長跑與自由探索的特性，還能當作是近距離交通工具。

但若要受傷，直接影響的部位會以腰部以下臀、膝、足跟為主，因為踩踏動作，最容易損傷的還是活動最多的膝關節，有膝關節退化問題的人，並不適宜以自行車當作

主要運動。足跟跟腱則很容易在上坡踩踏時受傷;臀部則容易因疲勞或舊傷因素發生損傷,這節主要說的,就是以梨狀肌為首的臀部肌群損傷的問題。

梨狀肌損傷引起坐骨神經痛

臀部的構造由幾層肌群組成,在最外面的是臀大肌,最為粗厚,主要是保護作用,負責抬腿、高跨步、外展等動作,兩側外上方有臀中肌,負責腿部外展運動為主,更外側是闊筋膜張肌,是髂脛束的一端。

梨狀肌則位於薦骨兩側,位處深層,受臀大肌保護,負責抬腳後迴旋的動作。深層還有臀小肌,上孖肌/下孖肌、股方肌等較小肌肉。(見圖3-4A)

與踩踏動作比較有關的,是臀大肌和梨狀肌,臀大肌,即平常坐姿被壓在底下的主要肉墊,不容易受傷,一旦受傷的話,連維持坐姿都會有所困難。梨狀肌受臀大肌保護,也不在容易被壓到的位置,但反覆的踩踏、輾壓的動作,很容易造成它被輾傷或是勞損。

圖 3-4A 梨狀肌、與重要穴位

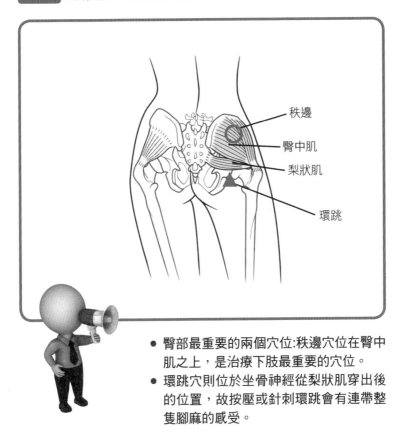

秩邊

臀中肌

梨狀肌

環跳

- 臀部最重要的兩個穴位:秩邊穴位在臀中
  肌之上,是治療下肢最重要的穴位。
- 環跳穴則位於坐骨神經從梨狀肌穿出後
  的位置,故按壓或針刺環跳會有連帶整
  隻腳麻的感受。

　　根據曹先生的醫案來看，他的臀部外表沒有紅腫，輕壓也沒有感覺，用力重壓才會覺得痛，而且疼痛一直延伸到膝蓋及小腿外側，以此斷定受傷部位在梨狀肌，也就是梨狀肌症候群。

　　梨狀肌症候群也會造成坐骨神經痛，傳統的坐骨神經痛壓迫部位是在薦椎神經出口處，而梨狀肌症候群是因為梨狀肌發炎而壓迫住坐骨神經。若是更嚴重，曹先生會因疼痛難以變換坐姿或是蹲下，抬腿動作也會使臀部劇痛。無力加上疼痛會使曹先生寸步難行。

　　除了騎自行車，開車、久坐、翹腳、單腳站立等動作，在臀部受力不當的情狀下，也會引發梨狀肌發炎。

與臀中肌損傷鑑別

　　除了梨狀肌之外，臀部肌肉受傷最大宗，其實是臀中肌。臀中肌負責保護兼腿部外展功能，同時是能穩定骨盆軀幹的核心肌肉之一，但因不參與踩踏動作，鮮少因為騎車或跑步引發，但常因負重、久站、翹腿、久坐及下肢損傷代償而出現問題。

　　臀中肌無力會影響下肢，使腿部內縮干擾站姿時的下盤穩定，譬如臀中肌一旦無力，會讓膝蓋內側行走時受力過多，使韌帶受傷或提早退化。故是很多腿部問題的關鍵，有經驗的醫師治療下肢問題時，都會觀察臀中肌的健

康狀態。

　　臀中肌受傷與梨狀肌損傷的區別是抬腿動作，抬腿時臀中肌不會疼痛，梨狀肌則會痛得很厲害，再者，臀中肌損傷也不會引發坐骨神經痛，但梨狀肌會，這兩點是判別最簡單的方法。

　　臀部肌肉損傷的治療上，針灸是一個很好的選擇。此外平時要避免久坐、翹腿。

醫典小叮嚀

- 疏經活血湯是傷科最通用的療方，裡面除了活血化瘀藥，也有少部分清熱涼血藥，臀部急性發炎正好可以適用。
- 直排輪、溜冰、滑雪這些高速運動項目跟自行車一樣，在有護具和安全場地的條件下發生受傷的機會比想像中低。易傷處是減速時的腳踝、膝蓋部位，以及因不可預料的地形因素跌倒造成的挫傷。每年冬天都會有到國外滑雪撞傷肩膀的例子。

復健運動

圖 3-4B 梨狀肌伸展運動，10〜15分鐘單腿上抬。

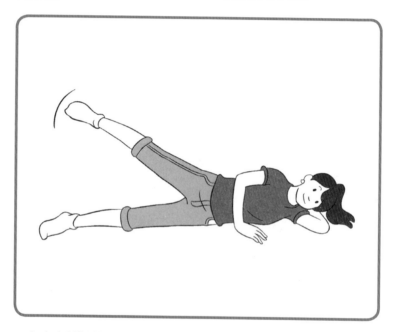

- 在疼痛緩解後針對梨狀肌的自我復健上，
  訓練梨狀肌可以側腿躺姿，單腿上抬。

圖 3-4C 梨狀肌伸展運動，10～15分鐘單腿下壓。

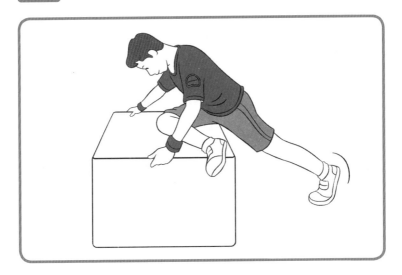

- 亦可以屈膝下壓髖關節，連帶放鬆臀中肌。
　皆每次堅持5～10秒後放下再反覆。

3-5 游泳與抽筋

易傷部位：頸肩、腰部、腿部
潛在的危險：抽筋、滑倒

因游泳受傷來求診的病人不多，大多是撞傷或滑倒的情況，抽筋也不少。像陳先生這樣，因為在池畔受傷前來看診的算是少數。陳先生的醫案主訴是抽筋，發生的部位在小腿和足趾，他說遊完泳後過了一晚都還在疼痛。

「水可覆舟，亦可載舟」

水上運動容易受傷與不容易受傷之間很兩極，衝浪、跳水、泛舟、野區游泳等都是危險項目，危險來自於環境的不確定。因跌傷、波浪撞擊、與人群碰撞是常見受傷的原因。而划船、獨木舟、在人工泳池環境下游泳，只要識得水性，比絕大多數運動項目都來的安全多了。

水可覆舟、亦可載舟，水中的浮力和阻力可能成為障礙，也可以成為保護，在水中的各種動作受到阻力影響都成為「慢動作」，因此可以減少對於關節、軟骨的傷害，

即使有退化性關節炎問題的人，仍很適合從事這項運動。

為什麼會抽筋？

陳先生在水中受到的阻力比陸上大得多，加上可能過低的水溫更容易引起抽筋，當陳先生因為瞬間猛力拍水，導致小腿及腳趾筋部肌肉反應不及，故發生抽筋疼痛不止，並且過了一晚後發展成扭傷。

抽筋是肌肉不正常收縮，持續數秒到數分鐘，除了不能受控，還會感受到過張的疼痛，因為瞬間的肌肉僵直，又常會引發抽筋後的意外，如跌倒或高處落下；抽筋最常發生原因是疲勞乳酸堆積，短時間或是長期的疲勞，都有可能讓肌肉暫時性的當機。

除了游泳，凡是無氧運動都容易發生抽筋，譬如短跑、舉重，力量的瞬間爆發肌纖維無法承受就容易發生抽筋。此外抽筋最容易發生在沒有準備和過度疲勞的人，動作不夠純熟，臨場心裡緊張的因素也容易導致肌肉緊繃引發抽筋。（見圖3-5A）

圖 3-5A 易抽筋的小腿部位及重要穴位

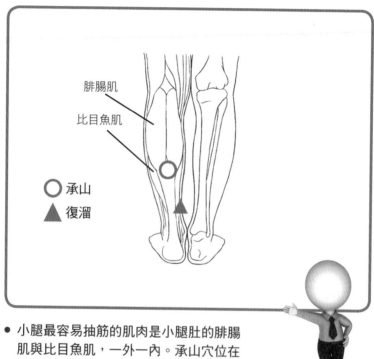

小腿最容易抽筋的肌肉是小腿肚的腓腸
肌與比目魚肌，一外一內。承山穴位在
這兩條肌肉和跟腱聯結的部位，是小腿
最重要的穴位，也可以處理腰痛。臨床
上承山穴和內側的復溜穴常用來處理抽
筋問題。

防止抽筋，不要學日劇突然狂奔

傳統抽筋常歸咎於電解質不足，而補充鈣、鎂有助於肌肉收縮的穩定，推薦多食用木瓜、芭樂、無花果等鈣鎂含量高的水果，不一定要喝含糖運動飲料。

補充電解質之外，一般人如果要預防抽筋，在工作、運動感到疲累不支就應該要有適當的休息，也可以利用伸展、按摩、溫敷（非高溫熱敷）等方式，維持血液循環，讓肌肉保持活力。還有，避免像在日劇裡一樣突然間的衝刺奔跑。

急性的抽筋發生當下應該先停止動作讓全身肌肉放鬆，讓心情平靜，有助於全身放鬆。稍微緩解後先離開危險地域先讓自己身處安全，待張力結束，不需要馬上對患部動作，應從周邊肌肉開始伸展，最後才對患處按揉、溫敷，穩定後再補充電解質。

嚴重的抽筋是會造成如同扭傷的效應的，前一日的抽筋過了一晚還是在疼痛，就要當作急性扭挫傷處理，尋求治療。抽筋的預防比治療容易得多，運動前充足的暖身是抽筋最好的預防。

以游泳來說，四個泳式皆需要肩膀、手臂做抬肩划水動作；腰部、腿部做踢水動作，自由式以頸部旋轉換氣，蝶式、蛙式則需抬頭換氣。所以下水前，熱身重點會在頸部、肩膀、腰部、以及腿部。

熱身動作

圖 3-5B 下水前熱身動作（一循環80秒）

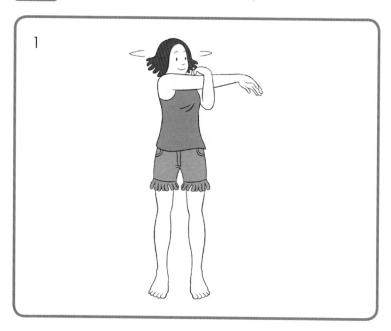

● 抱胸伸展，左右手輪流施加壓力各20秒。

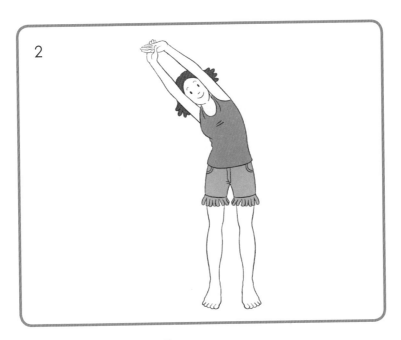

● 身體向左、右各伸展20秒。

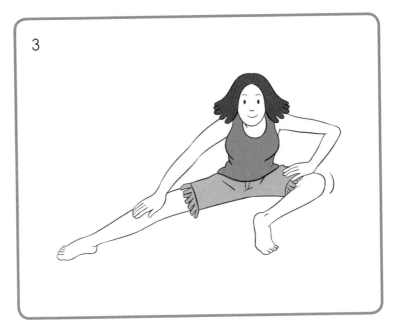

● 側弓箭步、左右腳交互伸展各20秒。

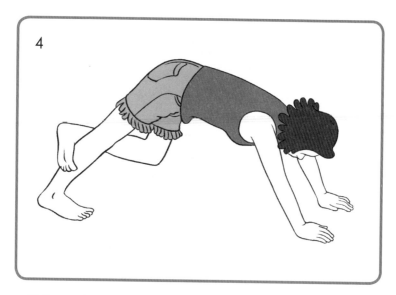

4

- 拱背，左右腳輪流勾對側小腿各20秒。

醫典小叮嚀

- 在門診最常遇到的抽筋個案，是老人家半夜抽筋，大部分與血液循環有關，也可能因平時運動量少，或者夜間電風扇吹腳引起。
- 睡前泡腳保暖是很好的預防方式，也可以溫熱飲食或衣物讓身體四肢末梢保暖，防止抽筋。

3-6 重量訓練與腰腹部扭傷

易傷部位：脊椎、腰方肌、腹斜肌
潛在的危險：腰方肌損傷、腹部肌肉扭傷

> 　　五十多歲的李先生進了診間，也不坐下就直指疼痛的腰部。幾週前，他得知重量訓練可以防止骨質流失，防老，便開始投入當作主要的運動項目。
> 　　李先生表示腰椎旁邊痛，右側的上臀部位更痛，他說已經痛了一段時間，這兩天實在是受不了，才來看醫生。

陶侃為什麼要搬磚？

　　重訓在近十年開始被重視，其實自古以來，負重訓練一直是讓身體變強壯最直接的辦法，而最為人所知的，要數陶侃在為了防止自己在被貶謫後鬆懈下來，每日只為了搬磚而搬磚。事實上，傳統的養生方法就強調增強肌肉訓練，以防止腠理疏離（肌肉鬆脫、骨質流失等）。

　　負重訓練，現在叫做重量訓練，可以讓局部肌肉及整體身形更強壯。訓練特定肌群，除了增強力量還可以發揮

穩定、保護等功能，減少日後發生受傷的風險。除了妊娠婦女、不良於行、局部有舊傷未癒等狀況，為了運動肌力訓練、避免受傷、減重塑身等目的，皆適合進行，但應循序漸進。

重量訓練這些部位最重要

重訓初期相當容易受傷，因重訓受傷來看診的通常都是這個階段，前面有提到身體負重能力的提升，是需要訓練而來，在尚未達到下個階段之前，受傷就在所難免，而隨著訓練部位不同，受傷的部位也很廣泛，但大多是負責持重以及穩定下盤用的肌肉發生損傷。

譬如腕部以及肱二頭肌，是持啞鈴容易受傷的部位；需要雙手出力，重心在身體中央的訓練，則容易傷到背脊，造成椎間盤突出或豎脊肌扭傷。

其中最常見，如李先生的例子，因單側出力造成的腰方肌、腹斜肌，這類側邊肌肉的損傷。

只要是負重的行為都有可能造成腰方肌受損，若是單側負重更容易發生。腰方肌連接脊椎和髂骨，收縮時，我們可以把身體左右傾斜，也參與轉身的動作。所以單側負重使身體歪一邊，或負重並轉身前進，就容易傷到腰方肌以及豎脊肌群。

此外，腰方肌有穩定腰椎的作用，有點像胸索乳突肌

之於頸椎的角色,是讓腰部能夠維持直立的力量。所以,腰方肌一旦受傷,除了局部的疼痛,也會讓腰椎變得不穩定而容易歪斜,連帶使脊椎或骨盆發生代償性的錯位。(見圖3-6A)

背部之外,腹部的肌肉也參與負重的動作。腹直肌即是平常大家在說的腹肌,除了健美用途之外,其實他的功能是協助扭腰動作以及撐直身體,在孕婦身上如果能夠訓練腹直肌,可以直接減少妊娠期間腰椎受到的壓力。腹斜肌則協助從前方旋轉身體,在籃球、網球、足球等需要快速轉身的運動裡扮演重要的角色。

它也跟腰方肌一樣有穩定下盤的功能,它穩定了骨盆的位置,若骨盆產生位移,評估腹斜肌的功能是必要的步驟。另外它可以維持臟器的位置,有些腹痛或腸胃毛病也可以從腹部肌肉鬆緊度得到線索,即中醫的腹診。

訓練核心肌群

重訓的方法甚為廣泛,有許多專書及網路資訊可供參考。其中最重要而實惠的一項,就是訓練核心肌群。核心肌肉即是指可以穩定腰椎以及骨盆的肌群,皆位於身體核心部位。除了本篇的腰方肌、腹直肌、內外腹斜肌之外,再加上臀部的臀中肌、臀大肌、髂腰肌等肌肉。訓練這些肌肉可以讓腰椎穩定避免受傷,並直接地提升身體強度。

圖 3-6A 腰方肌結構圖

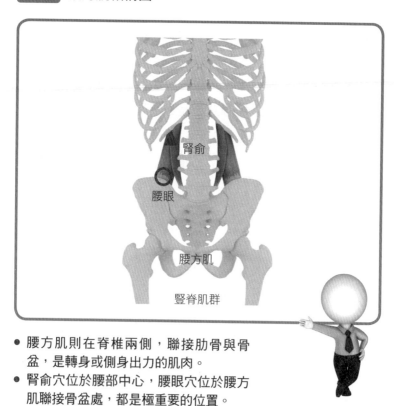

腎俞

腰眼

腰方肌

豎脊肌群

- 腰方肌則在脊椎兩側，聯接肋骨與骨盆，是轉身或側身出力的肌肉。
- 腎俞穴位於腰部中心，腰眼穴位於腰方肌聯接骨盆處，都是極重要的位置。

核心肌群訓練

　　訓練核心肌群在健身房有器材很方便。若是平時居家不出門，也可以用以下方式訓練。

●　腰方肌的訓練：舉手往對側傾斜身體的動作，可以幫助訓練舉手那一側的腰方肌。（見圖3-6B）

●　腹直肌的訓練：配合腹式呼吸升降橫膈膜並使力即可，可以靜態躺姿，騎腳踏車也是一種方法，以躺姿做踩腳踏車的動作，效果較佳。（見圖3-6C）

●　內外腹斜肌的訓練：同樣可以躺姿訓練，但必須左右側伸拉，可以使用側躺的方式進行。（見圖3-6D）

圖 3-6B　腰方肌訓練

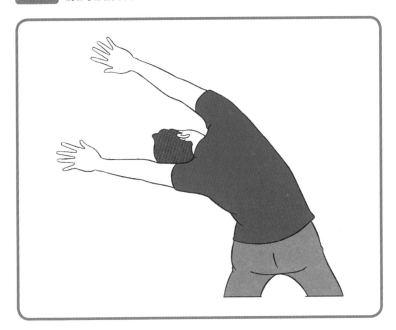

●　舉手往對側傾斜身體的動作，可以幫助訓練舉手伸展那一側的腰方肌。

圖 3-6C 腹直肌的訓練步驟

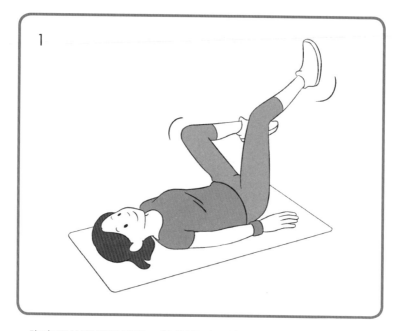

- 腹直肌的訓練最簡單,躺著深呼吸就可以練;或者如圖以躺姿
  做踩腳踏車的動作,效果更佳。

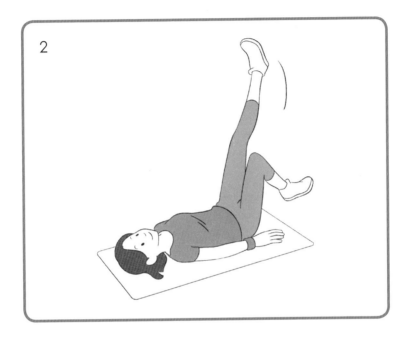

圖 3-6D 內外腹斜肌訓練

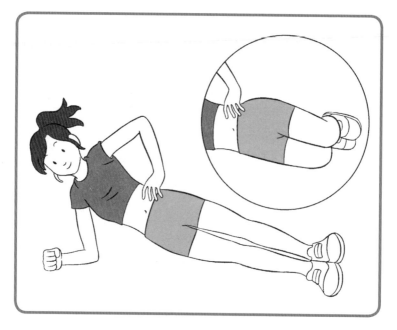

- 使用側躺姿勢伸拉腹斜肌效率較佳，但需要軟質地板，且注意手肘、下肢受傷的可能。

醫典小叮嚀

- 舉重運動是重量訓練的極致無氧版本，如是抓舉項目還有彎腰動作。
- 舉重容易受傷的部位包括豎脊肌群、椎間盤、以及場上最常發生的：四肢部位骨折。值得借鏡。

3-7 籃球、跳躍與阿基里斯腱損傷

易傷部位：腳踝、膝蓋、手腕

潛在的危險：阿基里斯腱損傷、膝扭傷、踝扭傷

> 湯先生剛從大學畢業，是不折不扣的NBA球迷，看到支持的球星阿基里斯腱斷裂、缺席整個賽季之後，自己跟腱也發生類似的問題，雖然檢查沒有斷裂，但紅腫疼痛到不能繼續打球，故前來求醫。

球類運動是競技性質運動的代表，籃球是台灣人最常參與的球類運動，在15歲左右的男生族群裡排行第一，佔60%，女生也有24%，一直到45歲都還有10%的籃球族群。在台灣說打球，就是指打籃球。

球類運動容易發生受傷的基本原因，不外乎極限力量與技巧的追求，以及肢體的碰撞。

以籃球來說，跳躍是場上最重要的運動能力，打籃球最容易受傷的部位，就是與跳躍動作關係最大的阿基里斯腱以及踝部。在職業賽場上，時有知名球星因阿基里斯腱

受傷（斷裂）缺席一整年賽季引起關注，例如：2013年
的Kobe Bryant，以及2019的Kevin Durant。

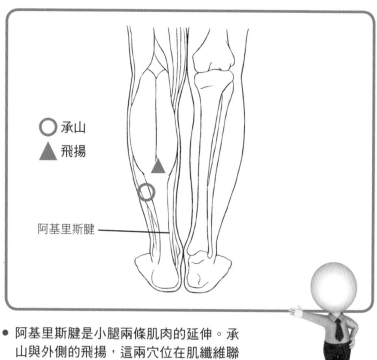

圖 3-7A 阿基里斯腱

○ 承山

▲ 飛揚

阿基里斯腱

● 阿基里斯腱是小腿兩條肌肉的延伸。承
  山與外側的飛揚，這兩穴位在肌纖維聯
  接肌腱處，是可以增進行走、跳躍能力
  用的強壯穴位。

擺脫地心引力就靠它

阿基里斯腱就是平時說的跟腱，是全身最大的肌腱。

它是小腿腹（腓腸肌與比目魚肌）的延伸，連結到足跟上。跟腱系統施力負責足板的蹠腳或蹬地動作，跳躍（及跑步）時，將身體暫時擺脫地心引力懸在空間一瞬間，就是由它來負責。（見圖3-7A）

職業籃球員往往一受傷就是大傷。阿基里斯腱斷裂或撕裂這種很難發生在一般人生活、休閒導向的運動裡面（但也並非不會遇到）。除了籃球之外，需要折返跑的羽球、桌球、網球等都有機會發生。

一旦發生就是做手術修補，術後須面對大約半年的復健，可以恢復正常走路和慢跑，要做比較劇烈的運動則要再繼續復健約8個月。在術後2年內從事劇烈運動會增加日後復發的風險，但職業球員多半會選擇休息一年後，即刻回到賽場。

一般人雖不容易發生阿基里斯腱斷裂或撕裂，卻容易阿基里斯腱發炎，就像湯先生的狀況。他的症狀跟前面提過的足底筋膜炎有些相似，都在晨間起床時容易感到痠痛，行走距離過長、跑步、跳躍都容易引發疼痛，小腿下方會覺得緊繃、腫脹，疼痛還可以延伸到膕部或者踝部、足跟兩側。所幸只是發炎，治療復原時間僅需1～2個月。

除了打球，跟腱發炎還容易因為疲勞狀態下運動或工作、負重、鞋子不合身、路況差等問題而引發。若已發生，即刻的休息使發炎反應停止是最重要的，同足底筋膜炎也需要合適的鞋子，可以使用按摩球對小腿肌肉進行按

摩，或以站立伸腿下壓姿勢做伸展復健。

除了阿基里斯腱，踝部系統的足底筋膜和踝關節扭傷也是容易發生的問題，皆已在其他章節詳述。此外，在膝關節也容易因為壓力發生前後十字韌帶、內外側副韌帶、半月板等軟組織的受損，例如林書豪是半月板破裂，使他缺席一個賽季，且影響後續體能。

上肢部分，手指、手腕部位的扭傷可能在中小學校園籃球裡較常見，俗稱吃蘿蔔的指關節扭傷也已在前面篇章提及。上肢的傷害多由於持球進攻、投籃或搶籃板動作之下造成。手指扭傷和腳踝挫傷是最常在門診遇到的打籃球受傷案例。

籃球運動的訓練及身體保養

籃球運動因場地普及，參與人數剛剛好又容許調整，規則也簡單而有彈性，很適合作為全民運動，但過程需要無氧狀態的爆發以及肢體碰撞並非適合所有族群。既熟知容易受傷的部位，在下場前務必熱身伸展下肢肌肉，膝部、小腿、踝部、及上肢的腕部都是需要仔細伸展熱身的部位。

隨著年齡，疲勞或睡眠不足狀態下也應該避免上場。因大多數人運動目的是休閒強身，若已受傷也應該在完全恢復的狀態下才回到賽場。

　　平時的訓練重點，應該還是放在肩膀以及腰部核心肌群上，增加對抗性及主要施力肌肉耐力。除這兩個部位之外不宜只練單一部位，應該系統性地同時訓練上下肢的關節及肌肉，連帶協調性一同訓練。

醫典小叮嚀

排球易傷部位：

- 排球是少數需要用到手腕橈側部位的運動。初學者最容易受傷在手腕和手指關節。手腕受傷多發於停球姿勢，指關節受傷，則與發球和托球動作有關。
- 排球受傷的狀況與籃球相似，因為跳躍而扭傷膝蓋、腳踝、跟腱的求診者最多。

3-8 棒球與肩肘部位損傷

易傷部位：手肘、肩關節、膝踝

潛在的危險：肘部韌帶損傷、旋轉肌損傷、下肢
扭傷

> 林小弟的小學有棒球校隊，在家長支持下參加校
> 隊練習，擔任外野手傳球時損傷手肘，前來看診。

投擲動作與手肘韌帶損傷

棒球需要的運動能力很廣泛，但不像其他運動那麼要
求身材高大，譬如 5 tools 是做為評量優秀打者的參考指
標，項目包含擊球掌握、擊球力量、投擲能力、跑壘、及
守備五項，簡單歸類意即臂力、短跑、以及更多的視覺判
斷及身體協調能力的綜合。

所以，林小弟雖個子小也能勝任棒球，職業賽場上個
子小的球員，也未必輸給個子高大的。

但林小弟這次受傷，卻與他的身材單薄有關。手臂不
夠粗厚，在投擲練習中傷及手肘，疼痛處就在尺骨附屬韌
帶上。這個韌帶是棒球投手最容易傷及的部位。前面說過

郭泓志、曹錦輝、大谷翔平都曾因這個手肘尺側韌帶開過刀。林小弟還好僅是扭傷發炎。

投擲動作是棒球最常做的動作，以肩臂以及肘部的肌肉系統為主軸。以投手來說，雖然投球動作各有差異，共通點是承受衝擊的部位都在手肘及肩膀。舉高壓投球動作為例，催力以及動作終止瞬間，是最容易受傷的兩個時間點，出手的一瞬間承受最大力量的部位是手肘。（見圖3-8A）

手肘內側有一條尺骨附屬韌帶，是接受甩臂動作壓力的韌帶，以肘部當作支點的動作，很容易使其發生受傷，在一般人身上可能是疲勞、發炎，職業選手則往往直接發生斷裂，斷裂就只能用手術修復。因為是針對延續運動能力的手術，就不能像一般人僅是修補，需考量術後的手肘還必須能夠承受高強度的運用才能延續運動員運動生涯。

所以針對球員的手術方法，是以身體其他部位的韌帶，取代尺骨附屬韌帶來完成重建，手術完成後，復健時間約一年半可以重回賽場，配合好的復健調整甚至會有更好的運動能力，取得更好的成績。

這個手術就是TJ手術。

TJ即是Tommy John surgery，Tommy John是1974年首位接受這項手術的投手，直至近年有愈來愈多職業投手、野手接受這項手術，恢復率在8成以上。可說是最典型運動醫學手術。

圖 3-8A 棒球運動容易損傷的部位

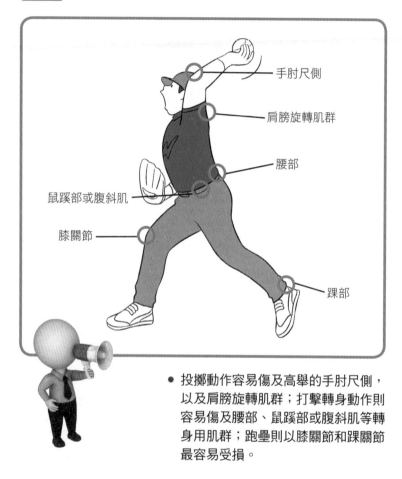

手肘尺側

肩膀旋轉肌群

腰部

鼠蹊部或腹斜肌

膝關節

踝部

● 投擲動作容易傷及高舉的手肘尺側，以及肩膀旋轉肌群；打擊轉身動作則容易傷及腰部、鼠蹊部或腹斜肌等轉身用肌群；跑壘則以膝關節和踝關節最容易受損。

投手絕症

肩膀肌肉雖較為強壯不容易受傷，但僅止於表層，較深層的旋轉肌受傷事件時有頻傳。旋轉肌群的成員共有4條，分布在肩胛骨上下前後，一端連結肩胛，一端連結肱骨。負責揮臂旋轉肩膀的動作，並在動態之中穩定肩關節的位置。除了投擲，平時需要舉肩動作的職業也常常會傷到這個肌群。

肩膀與肱骨交界的盂唇韌帶撕裂合併旋轉肌的損傷，是這個部位最嚴重的損傷，需要動手術修補，而且完全復原機率低，術後雖然可以應付正常生活運用，但尚無像TJ手術可以恢復極限運動能力的治療方案，因此素有投手絕症之稱。

除了投擲，棒球運動容易造成受傷的狀況，還包括跑壘對於下肢的扭傷，尤其球員跑壘前，沒有時間做預備動作就要瞬間轉換成短跑姿態，非常容易造成抽筋以及肌腱損傷。王建民當年是先因跑壘損傷腳踝，再因投球損傷關節囊韌帶。

此外，因大跨步動作造成的鼠蹊部損傷、疝氣，以及捕手蹲捕動作造成的膝關節退化，和周邊韌帶損傷，也是很常見的情況。

棒球訓練

　　林小弟的肘關節扭傷經過2週的門診已然痊癒，但他必須加強手部肌肉的鍛鍊，並請教教練修正他的投擲動作，才能繼續他的棒球生涯而不會反覆受傷。

　　好的投球動作細節很多，但應包含：

　　1. 蓄勢動作的肘關節曲屈最好保持在90度以內。

　　2. 投擲舉肩角度不高於90度，手臂向後延展時重心維持在前。

　　3. 催力階段時保持身體直立或是略向前傾斜10～20度，並將另一隻握住手套的手保持在中軸附近胸前的位置。

　　4. 投球出手階段時手肘位置略高於肩膀，可以讓肩膀分攤手肘受到的衝擊力量。

　　5. 投擲後順勢將手臂向下，彎腰，肩膀內轉（但不過身體中線），以減輕揮臂後勢對於韌帶的衝擊。

　　棒球的訓練重點應該放在姿勢的協調，投擲動作、轉換跑壘的動作、順勢守備的動作等，肩臂、下肢運用是重中之重，此外全身各處的協調都是不可缺少的部分。如何讓動作間的轉換更有效率，決定了極限以及受傷的機率，

這之中幾乎所有環節都與當下的判斷能力密切相關。初學者預防受傷穩定下盤練核心肌群，臀中肌的訓練可能是一個有效率的重點項目。好的訓練菜單應該包含各處肌肉，接著再熟練各個姿勢的轉換如此反覆。

競技類運動需要大量的練習。話雖如此，在運動員成年前都應該以身體狀況作為考量的第一要務，韌帶在大量的使用下一定會存在勞損的風險，保持健康直到真正強壯不易受傷的階段，才開始追求極限應是比較好的做法。

3-9 羽球與折返跑引發損傷

易傷部位：腳踝、膝蓋、手腕
潛在的危險：趾關節扭傷、踝關節扭傷、腕關節扭傷

> 張先生夫婦全家都愛羽球，固定在附近羽球館與球友相約打球。當大家都以為羽球容易損傷的部位是手腕、手臂的時候，張先生來看門診，卻多半是因為下肢的損傷。

折返跑是重要的運動能力

羽球與桌球強調利用手腕的靈活動作取得優勢，一般較易傷及手腕部位。初學者的狀態因為發力姿勢不夠正確，常傷到的部位落在需要高舉的肩膀部位。

類似的運動，網球反手持拍動作較多，故有網球肘以網球命名，羽球、桌球亦有機會反手回拍，但球的質量不及網球，若發生手肘的問題多是由於勞損的因素。

　　這類在固定場地內的運動都有一項特色，就是會大量用到折返跑的技巧。折返跑的主要施力肌肉與短跑相同，在小腿處的比目魚肌與腓長肌，練壯此處肌肉，有助於爆發力提升與瞬時加速。而最容易因折返跑受傷的地方在腳趾、跟腱、膝蓋與外踝。

　　折返跑的訓練，著重正面或側向的煞車止步，正面的減速以足趾為支點，從脛前或跟腱傳導至膝部，足趾及跟腱部位容易扭傷，膝蓋處則容易軟骨退化與四頭肌疲勞。如以側向減速，則外踝受到的力量最大，再沿小腿外側往上傳導，容易傷及比較脆弱的膝關節外側副韌帶結構。

　　張先生的羽球技巧已經有職業水準，所以上肢的運用已不是問題，反而傷的部位多發生在下肢。譬如踝扭傷、膝關節內疼痛、四頭肌以及鼠蹊部疼痛皆常常發生，長期下來腰部骨盆亦有所錯位，以至於每次打完覺得不對勁，預先保護的狀況下就會不等症狀發生就先來門診尋求檢查及正位。

圖 3-9A 羽球易傷部位

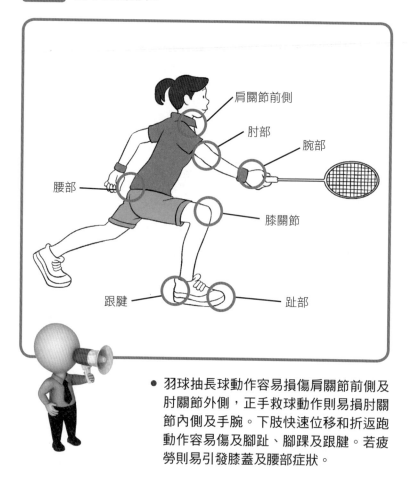

- 羽球抽長球動作容易損傷肩關節前側及
  肘關節外側，正手救球動作則易損肘關
  節內側及手腕。下肢快速位移和折返跑
  動作容易傷及腳趾、腳踝及跟腱。若疲
  勞則易引發膝蓋及腰部症狀。

折返跑預防受傷的訓練

可以像張先生一樣，關注腰部以下的位置有無痠痛、不舒服，在症狀發生之前，就先檢查出問題並治療。此外，應避免疲勞狀態下參與競技。訓練核心肌肉依舊有用，肩部以及小腿部位的系統式訓練，合併訓練協調反應能力仍是一般時候的重點。

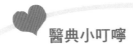

醫典小叮嚀

網球球拍較沉重，衝擊力道也較大，選手比較容易罹患腕隧道症候群。羽球、桌球球拍較為輕巧，損傷較少發生在腕部。

3-10 舞蹈、武術 與下肢常見錯位

易傷部位：下肢

潛在的危險：脊椎側彎、膝蓋外翻（內翻）、足
弓塌陷

> 梁小妹自小喜歡跳舞，在媽媽授意下報名了許多
> 舞蹈課程，包括芭蕾、熱舞、街舞都有，一週練習6
> 天。直到最近因小腿莫名疼痛前來看診。

容易受傷的舞蹈

梁小妹最投入的是芭蕾，其實門診會遇到許多練芭蕾
的小朋友，來看的問題有腳踝扭傷、足趾扭傷、足底痛、
膝蓋外翻/內翻、鼠蹊痛、腰痛等，狀況都是在下肢。

芭蕾吃體態，在身體強度不足又反覆訓練的過程，容
易讓骨盆以下的下肢系統錯位，薦髂關節易位，會使下髖
關節作出現困難，不能全角度外旋或抬升，或出現長短
腳，長久下來單側容易勞損。

　　膝關節內翻或外翻，可能因薦髂關節的易位而代償導致，內翻或外翻也會進一步影響小腿運動，及踝關節的位置。梁小妹的小腿痠痛原因就來自於此。治療上需一併處理腰部骨盆。

　　而足弓錯位、踝關節內翻及拇趾外翻，是常見的足部錯位，不只影響舞步，也會影響走路。錯位不容易被發現，覺得有異被發現時已經是影響整個下肢系統。

　　先前，也曾有小妹妹雖已停止訓練芭蕾多年，但因習慣練舞時的訓練姿勢，平時走路時也不時墊腳尖行走。造成足趾基部反覆疼痛。而最嚴重因芭蕾的下肢傷害是舟狀骨骨折，需要手術且影響日後的足部運動功能。（見圖3-10）舞蹈、體操的強度可以很低也可以很高。

　　除了芭蕾之外，流行舞中的街舞、霹靂舞是相對較激烈的舞蹈，常前來求診的受傷部位除了下肢也包括上肢的手指、手腕。相對地，民俗舞、國標舞、拉丁舞、爵士舞、肚皮舞及踢踏舞等講求節奏感的舞蹈，不要求高難度的姿勢，不容易發生受傷，在避免疲勞狀況下是可以愈練愈健康的。

瑜珈、體操與武術

　　瑜珈是許多人會選擇的伸展項目與運動，可以鍛鍊各處的肌肉以及肢體柔軟度，還可以放鬆身心，不僅不容易

圖 3-10　舞蹈常見易傷部位

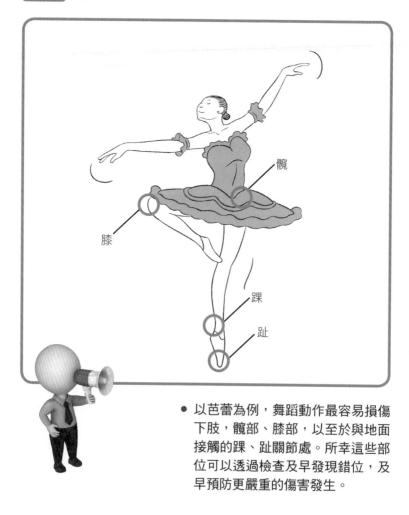

髖

膝

踝

趾

● 以芭蕾為例，舞蹈動作最容易損傷下肢，髖部、膝部，以至於與地面接觸的踝、趾關節處。所幸這些部位可以透過檢查及早發現錯位，及早預防更嚴重的傷害發生。

受傷還可以增進健康。現在且有無氧瑜珈的選擇，有很好的塑身功能。有許多朋友問說受傷後是否依然能繼續練，其實練習時避開已受傷待復原的部位，僅做正常部位的伸展，也可以繼續參與練習。

體操、武術與舞蹈，種類繁多，共同特色是幾乎所有年齡層都有可以選擇投入的項目。

以武術來說，非力量型的武術如太極、柔道、合氣道等，不強調競技，而講究協調、平衡、反應，尤其以健身導向的太極幾乎沒有受傷風險，且在調息發力之間是確確實實的有氧運動。適合所有人，尤其慢節奏、結合呼吸與伸展的特色，特別適合銀髮族。

太極是少數受到國際醫學論文歸納，具有保健強身功能的武術，對於平衡、協調、心肺功能、肌肉、骨質、甚至睡眠及專注力都能夠有顯著的提升。太極甚至可以減少銀髮族平時跌倒撞傷的機率。

散步、伸展（瑜珈）、武術（太極）、爬山，此四項基於方便、安全、不易受傷又能得到養生效果的特性，65歲以上族群的主要運動選擇，尤其武術一項呈現愈老比例愈高，男女皆然。

年輕族群可選擇高強度力量型的武術，作為主要的無氧運動，如拳擊、泰拳、詠春、自由搏擊、兵器武術等。

表3-10	排除下肢錯位自我檢查表

站姿	1. 身體是否向某一方向傾斜或習慣需要使用特定腳站立。 2. 雙腳是否能自然站立足部不外開或內翻與髖部同寬。 3. 足弓高度是否兩邊相同，重心稍微前傾或向後狀態是否容易引發疼痛。 4. 單腳站立是否能站穩，嘗試前後擺動懸空的腳時是否容易失去重心或是身體向左右方傾斜。 5. 是否能順利蹲下不會傾倒。
行走	1. 踩踏動作是否會出現疼痛。是否偏一邊跛行。 2. 是否能夠直線行走，步伐長短是否可以自行調整。 3. 踩地是否過度依賴足尖或足跟。鞋子是否外側或內側邊緣磨損甚為嚴重。
躺姿	1. 雙腳是否等長。 2. 膝部、腳踝、第一二趾間是否能自然在一條直線上。 3. 髕骨是否靠近膝蓋正中央，不向內外側偏移。 4. 左右邊臀部外的括筋膜張肌是否有一邊特別緊繃。 5. 是否能順利完成內外旋動作而不覺髖關節卡緊。
趴姿	1. 雙足是否等長，（躺姿趴姿結果不一定相同）。 2. 臀部上方是否有一邊特別隆起或緊繃。 3. 脊柱兩側肌肉是否有一邊特別緊繃。

附錄1：受傷治療流程圖

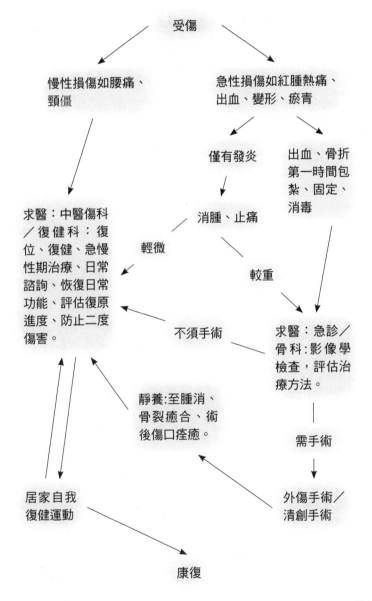

附錄2：如何選擇適合你的運動指引

我還沒50歲，做什麼運動好呢？

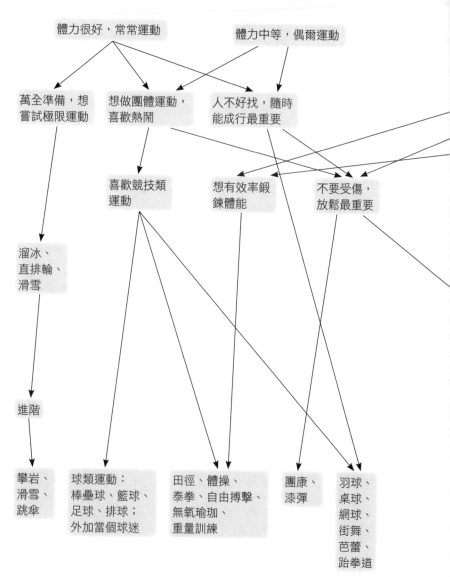

步驟1. 選擇你的年齡。　步驟2. 選擇你的需求。
步驟3. 找到適合你的運動。

我還沒50歲，做什麼運動好呢？

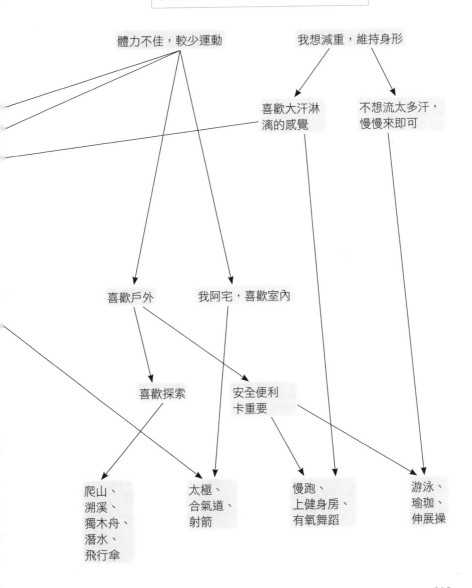

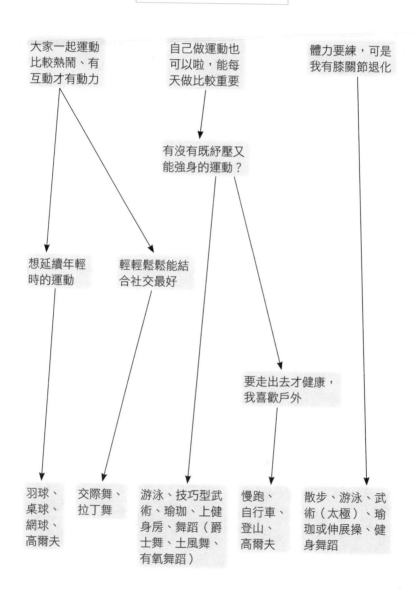

我50-70歲，我要運動

大家一起運動比較熱鬧、有互動才有動力

自己做運動也可以啦，能每天做比較重要

體力要練，可是我有膝關節退化

有沒有既紓壓又能強身的運動？

想延續年輕時的運動

輕輕鬆鬆能結合社交最好

要走出去才健康，我喜歡戶外

羽球、桌球、網球、高爾夫

交際舞、拉丁舞

游泳、技巧型武術、瑜珈、上健身房、舞蹈（爵士舞、土風舞、有氧舞蹈）

慢跑、自行車、登山、高爾夫

散步、游泳、武術（太極）、瑜珈或伸展操、健身舞蹈

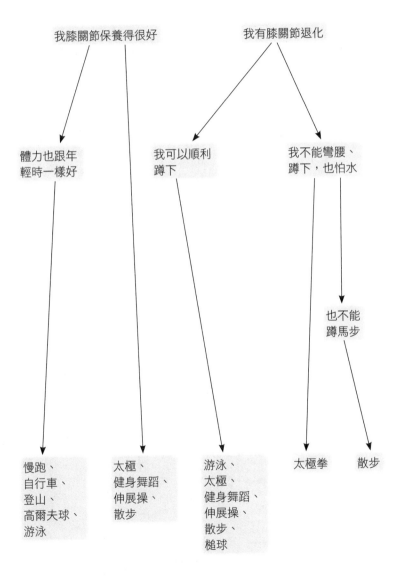

我**70**歲以上，還是要運動

我膝關節保養得很好　　　　　我有膝關節退化

體力也跟年　　　　　我可以順利　　　　　我不能彎腰、
輕時一樣好　　　　　蹲下　　　　　　　　蹲下，也怕水

也不能
蹲馬步

慢跑、　　　　　太極、　　　　　游泳、　　　　太極拳　　散步
自行車、　　　　健身舞蹈、　　　太極、
登山、　　　　　伸展操、　　　　健身舞蹈、
高爾夫球、　　　散步　　　　　　伸展操、
游泳　　　　　　　　　　　　　　散步、
　　　　　　　　　　　　　　　　槌球

後記

為何我的問題一直治不好？

　　這本書讀下來可能還會有這樣一個疑問。受輕傷若觀念正確可以不需要求醫也能自行痊癒，中重度典型的問題數週數月也可解決，但一些沉痾舊傷，說重也不重為何遲遲不能被治癒？根據臨床經驗大概歸納以下四個重點。

診斷最重要

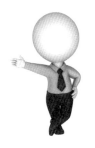

　　治療最重要的步驟在第一次接到主訴的時候就發生了，對問題觀察之後確立診斷和治療方向是最重要的。譬如肩痛第一次看醫生時，醫師會想探求的問題包括：肩痛是為何而引發？有發生沾黏還是沒有？還存在著哪些因素使它不能完全康復？這裡可以提供哪些治療？

　　釐清病情並不容易，畢竟醫生無法身歷其境，故需要透過詳盡的現病史、舊傷史、影像學資料、工作及運動習慣等幫助判斷。相對錯誤或不完整的資訊會產生誤導，讓治療變的徒勞。

　　所以，若你的問題一直在原地踏步不妨與治療者澄清

重新評估一下，包括在你的生活有哪些引發和加重因素，以及症狀特徵（如書中整理），或許是打破僵局的關鍵。

治療的方法

經驗累積起來的治療者可以駕輕就熟地觀察到傷處附近錯位的發生、皮膚的繃緊狀態、溫度的變化、動作的不協調的徵象等等，治療其實就是把這些不正常的狀態用各種方法處理到正常的過程。

能針對傷處直接處理的就直接處理，速度確實會最快，像是復位、外傷包紮，去瘀血。但有些問題必須透過旁敲側擊才能解決，像是五十肩肩膀扳不動，硬要強扳沾黏處肌肉筋膜是無用的，不如先鬆動周圍的結構，恢復一些可活動範圍再慢慢擴大。

例如關節傷處僵硬或疼痛拒按，就選擇先將系統上游或下游緊繃的肌肉放鬆，予關節減壓，使其能較輕鬆進行屈伸功能，後續就比較容易解的開。這部分在治療一些勞損、有舊傷積累的患處最明顯，無法直擊的治療手段短期看不到效果，卻是長期能突破僵局的解答。

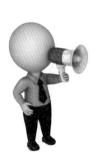

所以依照治療方法，有時候進展比較慢，但繼續進行下去沒有錯。

中藥的使用

　　中藥的使用跟吃止痛藥的概念不一樣，不是只有止痛而已(雖對患者當下而言止痛最重要)。一些問題無法用徒手或針灸的方式解決。譬如新傷腫脹疼痛，許多瘀血，這時候使用理血劑如桃紅四物湯去瘀血，也有止痛功效；更嚴重的發炎可以加清熱的草藥使效果更好。

　　舊傷沉痾處肌肉、關節無力，有麻木、萎縮的跡象可以使用溫陽補氣的方劑溫煦患處。譬如黃耆五物湯、桂枝芍藥知母湯，對於治療退化性或風濕性關節炎比用針灸或推拿更好；更廣泛一點，有的人痠痛不癒是因為睡眠睡不好、脾胃虛使體力不好，那就開睡眠的藥、健脾補氣的藥就能治本，臨床上非常常見。

　　中藥的使用是被低估的傷科處理手段，有些物理方法（針灸、推拿）無法解決的問題，使用化學方法（藥物）才有機會治本；且傷科治療需要大量的時間，在台灣一般門診治療時間有限而且有些患者無法時常回診，中藥就可以發揮它在傷科的功效。當然藥物治療既不直接又花成本，定位在後線治療就好。

病根的斷絕

　　綜合上述，傷痛的治癒常常不是終止

疼痛就好了，關鍵常常在將引發疼痛的壓力解除、傷處使用習慣予以修正、和有問題的體質給予調整。其實問那些不停回診的媽媽、保母，她們也知道發生的病根，遲遲不能好的因素，但工作、家務無法放下，也只能選擇同樣的方式解決，起碼每次治療後能夠輕鬆上一段時間。

　　遇到這樣局勢的朋友應該自己想一想什麼事情無法避免，但什麼事情其實是有彈性可以修正或避開危險，本書裡有許多澄清發生原因以及避免受傷的方法，希望有所受用。

久久不能被治癒的問題，建議

　　1. 重新回想一遍病史，觀察是否有其他病因可能。

　　2. 信任治療者，可共同討論治療計畫，詢問平時有無辦法針對特定部位復建或放鬆，剩下就還是信任了。

　　3. 嘗試使用中藥針對病因治療。不需另求昂貴的處置。

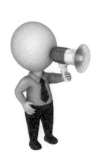

　　4. 審視工作、日常習慣、運動上的加重因素，即使無法休止，也有很多避免受傷及自我修復的方法。

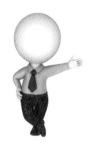

參考資料

- 世新大學（民108）。中華民國108年運動現況調查結案報告書。教育部體育署委託。檢自https://isports.sa.gov.tw/Apps/TIS08/TIS0801M_01V1.aspx?MENU_CD=M07&ITEM_CD=T01&MENU_PRG_CD=12&LEFT_MENU_ACTIVE_ID=26
- 蒲秀瑾（民93）。老年人跌倒的流行病學和危險因子的評估和預防。臺灣老年醫學會會訊，卷期：51 民92.05，頁10-14。

國家圖書館出版品預行編目（CIP）資料

中醫院長教你筋骨痠痛治療地圖：26個醫案與處方，讓你不吃止痛藥，就能預
防與排除所有疼痛煩惱！/侯耀華著
－－初版.－－新北市；大樂文化，2020.06
面；14.8×21公分. －（POWER：27）

ISBN　978-957-8710-78-8（平裝）

1. 中醫治療學　2. 骨傷科

413.42　　　　　　　　　　　　　　　　　　　　　　109006409

POWER 027

中醫院長教你筋骨痠痛治療地圖

26個醫案與處方，讓你不吃止痛藥，就能預防與排除所有疼痛煩惱！

作　　者／侯耀華
封面設計／蕭壽佳
內頁排版／思　思
責任編輯／王藝婷
主　　編／皮海屏
發行專員／王薇捷、呂妍蓁
會計經理／陳碧蘭
發行經理／高世權、呂和儒
總編輯、總經理／蔡連壽
出 版 者／大樂文化有限公司
　　　　　地址：新北市板橋區文化路一段 268 號 18 樓之 1
　　　　　電話：（02）2258-3656
　　　　　傳真：（02）2258-3660
　　　　　詢問購書相關資訊請洽：2258-3656
　　　　　郵政劃撥帳號／50211045　戶名／大樂文化有限公司

香港發行／豐達出版發行有限公司
　　　　　地址：香港柴灣永泰道 70 號柴灣工業城 2 期 1805 室
　　　　　電話：852-2172 6513　傳真：852-2172 4355

法律顧問／第一國際法律事務所余淑杏律師
印　　刷／韋懋實業有限公司

出版日期／2020 年 6 月 8 日
定　　價／320 元（缺頁或損毀的書，請寄回更換）
I S B N　978-957-8710-78-8